DE

L'HÉMATOCÈLE

PÉRI-UTÉRINE

ET DE SES SOURCES

PAR

ALBERT PUECH

DOCTEUR EN MÉDECINE

Chirurgien Chef-Interne des hôpitaux civils de Toulon ; Répétiteur du cours d'accouchements ; Membre de la Société Médicale d'Émulation, de la Société de Médecine et de Chirurgie pratiques de Montpellier. Délégué de la Faculté de Médecine et du Préfet de l'Hérault à l'épidémie de choléra 1854 (Médaille d'argent et trousse d'honneur décernée par la commune de Cazouls-lès-Béziers)

MONTPELLIER

TYPOGRAPHIE DE BOEHM, IMPRIMEUR DE L'ACADÉMIE
Éditeur du MONTPELLIER MÉDICAL.

1858

DE

L'HÉMATOCÈLE

PÉRI-UTÉRINE

ET DE SES SOURCES

PAR

ALBERT PUECH

DOCTEUR EN MÉDECINE

Chirurgien Chef-Interne des hôpitaux civils de Toulon, Répétiteur du cours d'accouchements; Membre de la Société Médicale d'Émulation, de la Société de Médecine et de Chirurgie pratiques de Montpellier; Délégué de la Faculté de Médecine et du Préfet de l'Hérault à l'épidémie de choléra 1854 (Médaille d'argent et trousse d'honneur décernée par la commune de Cazouls-lès-Béziers).

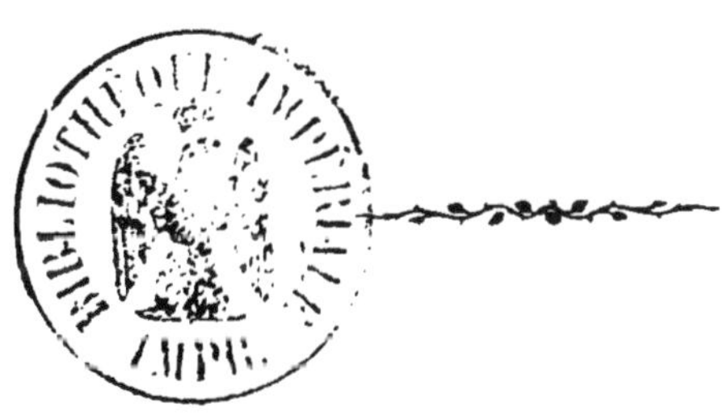

MONTPELLIER

TYPOGRAPHIE DE BOEHM, IMPRIMEUR DE L'ACADÉMIE

Éditeur du MONTPELLIER MÉDICAL.

1858

A MON PÈRE.

A MA GRAND'MÈRE.

A mon Grand-Oncle MONTAGNON,

DOCTEUR EN MÉDECINE.

L'exemple de votre père et le souvenir de vos conseils me serviront de guide.

A. PUECH.

A M. le Professeur COURTY,

Chirurgien en Chef de l'Hôpital-Général, Professeur d'Opérations et Appareils à la Faculté de Médecine de Montpellier, Membre de l'Académie des Sciences et Lettres, Président de la Société Médicale d'Émulation, etc.

Je n'acquitte point ma dette de reconnaissance, je la rappelle seulement.

A. PUECH.

A M. le Docteur LONG,

Premier Chirurgien en Chef à l'Hôtel-Dieu de Toulon, Professeur du cours d'Accouchements, Chevalier de la Légion d'Honneur.

A M. le Docteur CALVY,

Premier Médecin en Chef à l'Hôtel-Dieu de Toulon, Médecin des épidémies, Chevalier de la Légion d'Honneur.

A M. le Docteur BOURGAREL,

Second Chirurgien en Chef à l'Hôtel-Dieu de Toulon.

A. PUECH.

Attaché pendant plus de trois ans à un grand hôpital ; appelé par ma position à suppléer les divers chefs de service, et, grâce à M. Long, à pratiquer des opérations majeures, j'ai eu tout d'abord la pensée de réunir, dans ma Thèse inaugurale, les faits, soit rares, soit intéressants, qu'il m'avait été donné d'observer. Quelque grand que fût mon désir, quelque heureux que j'eusse été de conserver ainsi le souvenir de l'hôpital où j'ai commencé mes études pratiques, l'étendue du sujet m'a forcé à y renoncer.

Après de longues hésitations, j'avais arrêté mon choix, lorsque, il y a quelques mois, je fus amené à étudier les tumeurs sanguines du petit bassin. Cette étude m'intéressa ; et, fort de quelques faits observés et d'un plus grand nombre recueillis dans les auteurs, j'arrivai aux conclusions suivantes :

1° L'hématocèle péri ou rétro-utérine n'est point une espèce morbide, mais un genre fondé sur un caractère anatomique, la présence du sang plus ou moins modifié à l'intérieur d'une poche enkystante ;

2° Les faits connus permettent de lui assigner trois origines :

a. Une lésion de l'ovaire ;

b. Une lésion de la trompe ;

c. Une lésion du plexus utéro-ovarien.

Ces conclusions ont été développées depuis dans divers mémoires. Je réunis, dans une série de chapitres, les documents qui leur ont servi de base.

Des circonstances particulières m'ont empêché de faire disparaître les défauts inhérents à ce mode d'exécution, et de compléter cette étude par l'exposé des symptômes et du traitement. Je le regrette vivement, et espère avoir lieu d'y revenir dans un travail ultérieur[1].

[1] L'état de la science est parfaitement résumé dans une clinique de M. Becquerel (Gazette des hôpitaux, 1858, n° 41). On en trouve une exposition complète dans la thèse de M. Voisin (1858, n° 8), qui a adopté les idées de M. Nélaton.

DE
L'HÉMATOCÈLE
PÉRI-UTÉRINE
ET DE SES SOURCES

CHAPITRE PREMIER.

DE L'HÉMORRHAGIE VÉSICULAIRE PHYSIOLOGIQUE.

§ 1er.

Il est aujourd'hui universellement reconnu qu'à chaque menstruation un ovule se détache ; mais avant que cet acte physiologique ne s'accomplisse, et après qu'il est accompli, il se passe dans l'ovaire divers phénomènes qui seuls m'occuperont ici.

Ces phénomènes sont relatifs à l'hémorrhagie vésiculaire et aux transformations que subit le caillot qui en résulte. Pendant la congestion ovarienne, ainsi que chacun le sait, du sang s'épanche entre la membrane capsulaire et la membrane granuleuse. Ce sang est-il l'agent propulseur de l'ovule, comme le croit M. Pouchet, ou bien est-il d'utilité contestable, comme le pense M. le professeur Courty? Je ne sais. Toujours est-il que son existence est avérée et authentiquement démontrée.

Contenu dans la vésicule, dont il distend les parois, le sang se condense en caillot. Ce caillot est d'abord rouge vif et du volume d'une cerise ; mais, à mesure qu'il avance en âge, il subit sur place les modifications propres au sang extravasé ; sa teinte varie, et son volume diminue concurremment. Au rouge vif succède une teinte noire rougeâtre, à celle-ci une teinte rouge sale, puis successivement jusqu'à la fibrine pure. Parfois la marche n'est point aussi régulière, et l'hématosine altérée vient colorer en noir les parois vésiculaires. Pendant que ces modifications ont lieu, le caillot diminue de volume par le fait de la résorption.

Le plus souvent, à chaque menstruation, il n'y a qu'une vésicule rompue, mais il est possible qu'on en rencontre deux. Le cas de M. Briquet, cité comme contradictoire de la théorie ovulaire, en est, ce me semble, un exemple (*Revue médicale*, 1844). « Une jeune fille de 25 ans succomba à une fièvre typhoïde, vingt-cinq jours après la période menstruelle. Les ovaires ne présentaient aucune vésicule développée, mais ils portaient l'un et l'autre une déchirure correspondant à un épanchement sanguin. » Au dire de M. Briquet, ces déchirures remonteraient au moins à six mois. Il nous permettra d'en douter, et d'admettre une origine plus récente. A défaut d'autres détails, la persistance de l'épanchement suffit pour l'établir.

Le caillot peut manquer ; en est-il de même de l'hémorrhagie qui le produit? Je ne le crois pas. Je pense que, dans ces cas, le sang est projeté au dehors, avec ou après l'ovule. Deux cas se présentent : dans l'un, le sang est recueilli par le pavillon ; dans l'autre, il tombe dans le petit bassin. S'il est difficile de contester le premier mode, lorsqu'on a disséqué les trompes de femmes se trouvant à la période menstruelle, les faits qui suivent rendent incontestable le second.

OBSERVATION I.

Mme. X... âgée de 32 ans, bien réglée depuis 12 ans, a eu une couche dont les suites ont été naturelles.

Il y a quinze mois, une grande frayeur, des violences même éprouvées vers l'époque menstruelle, causèrent la suppression des règles et des accidents de métrite. Depuis, les douleurs du ventre et les pertes rouges n'ont pas cessé, et avec elles sont venus l'amaigrissement et l'anémie. M. Devay parvint à arrêter cette perte ; mais elle reparut plus forte à plusieurs reprises, surtout du 20 au 25 des mois de juillet et août. Enfin le 23 septembre, une dernière perte plus foudroyante épuisa la malade, le 25 se déclara une péritonite générale qui se termina le 27 par la mort.

Avec la péritonite on trouva un utérus volumineux et incliné en avant, siége d'une inflammation chronique avec hypertrophie. La face interne du col n'offrait pas de membrane apparente, celle du corps était tapissée par une membrane rouge tomenteuse, que le dos du scalpel avait peine à détacher.

L'ovaire droit contenait deux petits foyers de pus; l'ovaire gauche était hypertrophié et très-vasculaire; mais ce qui frappa le plus, ce fut un caillot de sang, gros comme une fève, qui faisait hernie à travers la capsule déchirée. (*Gaz. méd. de Lyon*, mars 1851.)

Dans ce fait, très-bien interprété par M. Vernay, le caillot est surpris au moment où il s'échappe de la vésicule; dans deux autres cas j'ai été assez heureux pour le constater après sa sortie.

OBSERVATION II.

Au mois d'octobre 1855, une jeune fille arrivée le matin à Toulon, est prise de choléra épidémique et succombe trois heures après son entrée à l'Hôtel-Dieu. Frappé du sang qui tachait sa chemise, je porte mon attention sur les organes génitaux. Elle était vierge et avait eu deux vésicules de Graaf rompues: l'une était cicatrisée et offrait un corps jaune; l'autre, placée sur la face postérieure de l'ovaire droit, était vide et injectée intérieurement; en arrière et un peu en dehors du cul-de-sac recto-utérin, se trouvait du sang réuni en caillot du volume d'une cerise. Les trompes légèrement hyperémies contenaient un mucus sale. La muqueuse utérine, ramollie, villeuse, laissait par le râclage suinter un peu de sang.

Après m'être posé diverses objections, je ne trouvai au caillot d'autre origine que la vésicule déchirée en dernier lieu. J'avais à peu près oublié ce fait, lorsque le suivant, recueilli en 1857, est venu me le remémorer.

OBSERVATION III.

Élisabeth P..., âgée de 19 ans et demi, avait ses règles depuis deux jours, lorsqu'elle succomba, en trente-six heures, à une perforation spontanée de l'intestin grêle.

On examine avec soin les organes génitaux, et l'on trouve entre la trompe et l'ovaire gauche, du sang concrété et fixé sur le ligament large par un exsudat fibrineux ; tandis que, sur l'ovaire, il existe en avant et en dedans une vésicule rompue, à parois richement vascularisées. L'une et l'autre trompe, finement injectées, contiennent un mucus sanguinolent.

Pour ce fait, comme pour le précédent, forcé de négliger des détails intéressants, je me borne à remarquer la petite quantité de sang projeté.

§ 2.

La menstruation peut avoir lieu sans amener la rupture du follicule (je n'ai vu qu'une fois ce fait tout exceptionnel); mais alors il n'y a pas hémorrhagie. Il est probable même que cette absence n'est pas étrangère à la non-déchirure des parois.

Le but final, le seul but physiologique étant l'expulsion de l'ovule, toute vésicule mûre doit siéger à la surface de l'ovaire. Or, s'il en est ainsi ; si, d'autre part, on reconnait qu'une vésicule est d'autant plus petite qu'elle siége plus près du centre, le fait de

M. Duplay mérite la dénomination qu'il porte, au moins en partie. Qn'on en juge par cette citation, empruntée aux *Archives générales de médecine* (1834, tom. IV, pag. 420) :

OBSERVATION IV.

Phthisie chez une femme qui n'a jamais été réglée ; stérilité ; mort par les progrès de l'affection tuberculeuse. — Utérus sans cavité et trompes oblitérées. — Apoplexie ovarique et traces d'anciennes apoplexies analogues dans les deux ovaires.

Marie Legié, culottière, âgée de 43 ans, n'a jamais été réglée, et n'a jamais eu d'enfants. Phthisique au dernier degré, elle ne tarde pas à succomber, et son autopsie, outre les altérations tuberculeuses, présente à noter les particularités suivantes :

La forme de l'utérus est celle d'un fœtus à terme. Le corps est excessivement petit (il a un demi-pouce de haut sur dix lignes de large); le col est, au contraire, très-long (dix-huit lignes), et semble constituer à lui seul tout l'organe. Le col seul est creux ; il se termine en haut par un cul-de-sac, et s'ouvre inférieurement dans le vagin par un petit orifice capable de recevoir une sonde cannelée.

Les trompes sont peu volumineuses; oblitérées dans toute leur étendue, elles forment de petits cordons comme fibreux.

L'ovaire gauche, de volume ordinaire, présente plusieurs cicatrices à sa surface : au milieu de son tissu existe une cavité arrondie de six lignes de diamètre, remplie par un caillot sanguin qui nage au milieu d'une petite quantité de sang fluide. Cette cavité est revêtue d'une membrane lisse, comme séreuse. En d'autres endroits existent des points noirs arrondis; plusieurs correspondent aux cicatrices notées au dehors.

L'ovaire droit est remarquable par le nombre considérable de ces points noirs et par celui des cicatrices dont il est sillonné à sa surface.

S'il est à noter que cette observation est la seule inscrite dans la science sous le nom d'apoplexie, il ne l'est pas moins que les auteurs qui l'ont reproduite se sont complu à voir là un phénomène physiologique se reliant à la menstruation. Malgré l'entente universelle, on me permettra de lui conserver sa désignation primitive; et bien que j'accorde que les taches noires sont la suite de la rupture des vésicules et de l'altération du sang figé, j'ai peine à voir dans le caillot central autre chose qu'un noyau apoplectique.

§ 3.

On a fait jouer un grand rôle à ces hémorrhagies vésiculaires, en les considérant comme la source exclusive des hématocèles rétro-utérines. Grâce aux détails dans lesquels nous sommes entré, nous pourrons discuter ces théories en quelques mots.

La première en date, due à M. Nélaton, se réfute par les faits qui précèdent; la vésicule de Graaf peut rester ouverte sans que le sang s'épanche, et alors qu'il en est ainsi, sa quantité est si minime qu'il ne peut produire tumeur. M. Laugier l'a bien compris; aussi, dans la théorie qu'il a formulée en 1855, il s'est rejeté sur une congestion exagérée, sur les retours fréquents de la ponte, sur la destruction rapide des vésicules, etc... A son apparition, cette théorie ingénieuse a joui d'une grande faveur; depuis elle est tombée en discrédit. M. Gallard, qui l'avait prônée avec enthousiasme, l'a modifiée, et d'autres sont venus, M. Verneuil entre autres, qui en ont fait sentir les défectuosités. La congestion exagérée admise était un fait vrai, seulement il ne fallait pas la rattacher à un phénomène physiologique comme la ponte spontanée, et faire de celle-ci la condition inhérente à celle-là. Je n'insisterai pas davantage, me proposant de préciser plus loin quels sont les effets de cette congestion.

CHAPITRE II.

DE L'HÉMORRHAGIE VÉSICULAIRE MORBIDE OU EXTRA-MENSTRUELLE.

Lorsqu'on examine les ovaires de femmes mortes dans la force de l'âge, soit de maladies aiguës comme la fièvre typhoïde et la pneumonie, soit de maladies chroniques, comme la phthisie et la dysenterie [1], il n'est pas rare de rencontrer à la surface ou au centre, de petits caillots sanguins remplissant une ou plusieurs cavités vésiculaires. Un observateur novice ou super-

[1] Une femme, morte de fièvre puerpérale, m'a offert deux vésicules ainsi affectées; j'ai fait une observation analogue sur une jemme idiote, qui a présenté une atrophie de l'un des hémisphères cérébraux.

ficiel pourrait croire qu'il s'agit là d'un phénomène analogue au précédent ; il se tromperait étrangement, car il confondrait deux actes différents de but : l'un, probablement agent de l'expulsion ovulaire; l'autre, éminemment destructeur de ce même ovule.

Bien que le phénomène ne soit pas des plus rares, soit indifférence, soit tout autre motif, son étude a été longtemps négligée. Sans aucun doute, le fait avait été constaté par Boivin et Dugès, par quelques autres observateurs et par nous-même dès 1855 ; mais son histoire était encore à écrire, lorsque M. Robin en fit l'objet d'une note à la Société de biologie (*Gazette médicale de Paris*, 1857).

Pour mettre en relief les différences qui séparent l'acte physiologique et l'acte morbide, j'établirai une sorte de parallèle et désignerai, pour abréger, sous le nom de caillot morbide, l'épanchement de sang à l'intérieur de la vésicule malade.

La vésicule mûre occupe la surface de l'ovaire : la vésicule malade, au contraire, la surface comme le centre; au temps voulu, la première se rompt, tandis que la seconde ne se rompt pas; de là, nécessité pour la première d'une cicatrice, et son absence pour la seconde. A ces caractères s'en joignent d'autres: la vésicule une fois vidée de son ovule, on voit la membrane interne se plisser à la manière des circonvolutions cérébrales et former la partie essentielle du corps jaune; tandis que dans la vésicule malade, ce plissement n'a pas lieu ou est incomplet, et la membrane est généralement rouge, parfois marbrée de petites taches jaunes, mais dans ce dernier cas cette teinte n'est jamais uniforme et diffère essentiellement de celle des véritables *corpora lutea*. Enfin, d'ordinaire une seule vésicule, deux au plus se rompent, et par conséquent il n'existe qu'un ou deux caillots, tandis qu'il peut y avoir quatre, cinq, quelquefois six, une fois jusqu'à dix caillots morbides. Dans ce dernier cas, la coupe de l'ovaire rappelait assez bien une grenade.

Tout caillot physiologique a sensiblement le même volume; le caillot morbide a, au contraire, un volume variable, qui est en rapport avec la capacité de la vésicule qui le contient; or, le caillot sera d'autant plus petit que la vésicule sera plus centrale, et, partant, il sera d'ordinaire plus petit qu'un caillot physiologique. Si le plus souvent ces caillots ne présentent pas de différence et reconnaissent implicitement une même origine, une même date, parfois aussi ils peuvent être d'âges divers et se rapporter à une cause ayant agi à des intervalles variés. Ainsi, à côté d'un caillot rouge foncé, friable, récemment coagulé, on en a un raccorni, brun rougeâtre, tandis qu'un peu plus loin un troisième, plus petit encore, est complètement décoloré et presque fibrineux.

L'ovaire qui m'a offert ces dernières particularités, appartenait à une fille publique de 22 ans, bien réglée, morte en juin 1856, d'une pneumonie double.

Depuis, il ne m'est plus arrivé de rencontrer des faits analogues ; mais, par contre, j'ai vu des cas où tous les caillots étaient en voie de résorption et où les parois vésiculaires étaient colorées en noir ; au point de vue de l'absorption, il y aurait donc identité complète entre l'acte physiologique et l'acte morbide ; c'est ce que la théorie sait prévoir.

Ainsi différenciée, l'*hémorrhagie vésiculaire morbide* sera tout épanchement de sang effectué à l'intérieur d'une vésicule, sans rupture de ses parois. A ce caractère fondamental devra se joindre la considération du siége et de la capacité vésiculaire ; car si le siége est profond et la cavité ample, le kyste pourra être de nouvelle formation, et, partant, se rattacher à des accidents de toute autre nature.

Chez certaines femmes, cette hémorrhagie vésiculaire ne coïncide pas avec des troubles menstruels ; chez d'autres, au contraire, cette coïncidence est très-marquée. Dans le cours de certaines maladies et dans la convalescence des maladies aiguës, il n'est pas rare de noter des troubles dans la menstruation ; or, ces troubles momentanés ou persistants, ne peut-on les attribuer en partie à cet état ? Il est loisible de penser aussi que l'absorption des foyers, le développement de nouvelles vésicules, et par-dessus tout les forces de la femme, amènent le rétablissement complet de la fonction et la guérison de cette stérilité momentanée.

Ces idées paraissent probables. Mais en est-il de

même d'une autre émise depuis peu? Ces hémorrhagies peuvent-elles avoir un rôle plus important et concourir à la formation de certaines hématocèles? Je ne le crois pas, et les raisons sur lesquelles je me fonde tiennent à l'étude même que je viens d'en faire. En effet, en supposant que toutes les vésicules fussent le siége d'un épanchement, on n'aurait jamais là qu'une série de petits foyers sanguins qui, nettement circonscrits par les parois vésiculaires, ne mettraient jamais en péril les jours de la femme. Ce ne serait que dans le cas où les parois seraient rompues sous l'influence d'une congestion exagérée, et que le sang s'extravaserait dans les mailles du tissu fibro-celluleux, qu'il y aurait lieu de redouter des accidents. Alors ce ne serait plus une hémorrhagie vésiculaire, mais un autre état morbide qu'il importe de distinguer, et qui constitue ce que je propose d'appeler *apoplexie de l'ovaire.*

En résumé :

1° Les vésicules de Graaf sont sujettes à deux hémorrhagies : l'une physiologique, l'autre morbide ;

2° *L'hémorrhagie vésiculaire physiologique* accompagne *constamment* l'expulsion de l'ovule ;

3° Le sang qui en résulte reste dans la vésicule ouverte, ou est expulsé au dehors ; dans ce dernier cas, il peut être recueilli par la trompe ou tomber dans le petit bassin ;

4° La résorption est toujours très-rapide, et le caillot varie du volume d'une cerise à celui d'une fève ;

5° *L'hémorrhagie vésiculaire morbide* s'effectue, soit dans des vésicules en voie de maturité et siégeant à la surface, soit dans des vésicules plus petites et siégeant au centre de l'ovaire ;

6° Cette hémorrhagie affecte cinq, six, quelquefois dix vésicules ; elle n'est pas précédée de déchirures, ni suivie de corps jaunes ;

7° Les caillots qui en résultent peuvent varier d'âge, c'est-à-dire, être survenus à des intervalles divers ; ils se résorbent vite et subissent toutes les transformations du caillot physiologique ;

8° Ni l'une ni l'autre de ces hémorrhagies ne participe à la formation des hématocèles rétro-utérines.

CHAPITRE III.

DE L'APOPLEXIE DE L'OVAIRE.

§ 1er.

L'apoplexie de l'ovaire peut survenir, soit pendant la grossesse, soit en dehors d'elle. A en croire même la théorie, et surtout les faits que nous avons pu consulter, ce serait en ce dernier état qu'elle se montrerait.

En théorie, on conçoit très-bien que l'utérus soit, pendant la grossesse, le siége des mouvements fluxionnaires et des congestions qui s'opèrent dans le bassin ; et on est d'autant plus confirmé dans cette pensée, qu'en pratique, on ne rencontre point de faits qui lui soient contradictoires. Pourtant, telle n'est point l'idée de tous les auteurs. Boivin et Dugès ont cité des faits contraires empruntés à Dance et à Mme Lachapelle. Comme il serait trop long de les rapporter en leur entier, pour les faits de Dance nous nous contenterons de dire que ce sont des kystes mixtes, peut-être même des ovarites à forme spéciale. Quant au fait de Mme Lachapelle, la brièveté du document permet d'en faire juger le lecteur : «Une seule fois nous avons vu des varices de l'ovaire se rompre pendant l'accouchement et déterminer une hémorrhagie promptement mortelle.» A mon avis, voir là une apoplexie, c'est par trop violer les règles de l'interprétation ; il n'y a pas la moindre confusion possible : ce sont des varices du plexus utéro-ovarien, en tout analogues à ceux que nous rapporterons dans un prochain chapitre. Au reste, l'apoplexie survînt-elle pendant la gestation, ce dont je doute, il n'y aurait pas lieu d'établir une division au point de vue anatomo-pathologique.

Pendant la vacuité de l'utérus, et surtout l'âge adulte de la femme, les conditions sont plus favorables au développement de cette maladie. On le sait (car c'est maintenant un axiome), à chaque époque menstruelle, l'ovaire se gonfle et se fluxionne. Renfermée dans de justes limites, cette fluxion suit ses phases ordinaires ; mais elle peut aussi s'exagérer et, changeant de but, devenir morbide. Supposez une idiosyncrasie particulière, des troubles moraux ou physiques, une vive émotion, une suppression brusque de l'écoulement menstruel, etc., et la fluxion, de physiologique qu'elle était, deviendra pathologique, et le sang, affluant brusquement vers l'ovaire, déterminera des lésions caractéristiques.

OBSERVATION V.

Suppression brusque des règles ; coliques violentes ; mort rapide. — Épanchement de sang dans la cavité abdominale et dans tout le petit bassin ; ovaire droit converti en une masse de sang coagulé.

Une femme de 35 ans, robuste, n'ayant jamais eu d'enfant jusque-là abondamment réglée, arriva le 23 février 1821, à l'époque de l'excrétion menstruelle. Les règles parurent comme à l'ordinaire; mais ayant voulu laver à l'eau froide, elle s'aperçut, le soir à cinq heures, qu'elles avaient cessé de couler. Aussitôt des douleurs atroces dans le bas-ventre la forcèrent de se coucher. Les douleurs augmentèrent, il survint un vomissement, et le lendemain matin à huit heures, la malade fut transportée à l'hôpital.

Elle était d'une pâleur mortelle ; la face était hippocratique ; en un mot, tous les symptômes de l'agonie existaient. Le bas-ventre était très-distendu, brûlant et tellement douloureux qu'on pouvait à peine le toucher. Il y avait constipation et vomissement des matières fécales. On fit une saignée, on appliqua des sangsues à l'anus, mais la malade ne tarda pas à succomber.

A l'ouverture du péritoine, il sortit trois livres de sérosité sanguinolente ; le petit bassin était rempli de sang coagulé, le foie et la rate étaient pâles et flétris, les gros vaisseaux vides ; aucune trace d'inflammation.

On ne trouva d'abord aucune déchirure ; mais en examinant l'ovaire droit, on vit qu'il était converti en une masse de sang coagulé. A sa partie postérieure se trouvait une hydatide de la grandeur d'un œuf de poule.

L'ovaire gauche renfermait un grand nombre d'hydatides.

L'utérus était volumineux et les deux ostium uterinum étaient dilatés. (Neumann (de Berlin); *Bibliothèque médicale de Royer-Collard*, tom. LXXVIII, pag. 115.)

On le conçoit, la congestion n'est point toujours aussi active ; de là, avec des accidents moindres, des terminaisons différentes.

On peut ranger sous deux groupes les terminaisons de l'affection qui nous occupe : dans le premier, le sang, affluant brusquement, fait éclater soit l'ovaire soit les parois kystiques ; dans le second, les phénomènes affectent d'ordinaire une marche plus avantageuse. Tantôt, le sang réuni en caillots s'organise en couches de fausses membranes; ces couches exercent un retrait et amènent consécutivement la guérison du kyste ovarique ; tantôt aussi, effectué sur une large surface, ce retrait réveille un travail inflammatoire qui provoque la suppuration de la tumeur.

En résumé, dans le premier groupe, la rupture de l'ovaire est le fait primordial ; tandis que dans le second, elle manque ou bien est consécutive à la formation du pus.

§ 2.

L'ovaire étant un organe peu volumineux et peu extensible par la nature de ses tissus, toute congestion active et abondante devra tendre à rompre sa coque, et par ce fait rendre l'hémorrhagie intra-péritonéale: on l'a déjà vu dans l'observation précédemment citée, on le verra encore dans les suivantes.

OBSERVATION VI.

Ovaire gauche du volume d'un œuf; rupture et épanchement de sang dans le péritoine. — Mort en 27 heures[1].

Une domestique, âgée de 32 ans, maigre, bien réglée, avait le teint jaune depuis six ans, époque à laquelle elle s'était baignée dans une petite rivière, se trouvant en sueur. Depuis cette imprudence, elle avait eu de fréquents maux d'estomac et de ventre avec hoquet. Les menstrues néanmoins continuaient à couler avec régularité.

Au mois d'octobre 1825, colique très-forte qui disparut après six heures de durée; mais depuis ce moment, les menstrues vinrent tous les quinze à vingt jours.

Le 18 janvier 1826, à onze heures du soir, coliques violentes, vomissements de boissons, calme vers cinq heures du matin; au réveil, retour des coliques, froid des extrémités, hoquet, sueur froide, face décolorée, traits décomposés, ventre tendu, ballonné, brûlant et extrêmement sensible au toucher, surtout à l'hypogastre; vomissements, pouls petit, concentré, filiforme.

On applique 40 sangsues; à la suite, ventre souple, moins douloureux que le matin; mais le pouls reste faible et les membres inférieurs sont froids comme glace.

[1] Drecq, médecin à Moulins; l'original est dans les Annales de médecine physiologique, tom. IX, pag. 444, reproduit par le Journal universel des sciences médicales, tom. XLII, pag. 361, et Nouvelle bibliothèque médicale.

La mort eut lieu à deux heures du matin, c'est-à-dire, vingt-sept heures après les premiers accidents.

On fit l'autopsie quinze heures après la mort. De l'abdomen, il s'écoula trois pintes de sang noir, et l'on trouva dans le petit bassin un caillot de la grosseur des deux poings.

La matrice et l'ovaire droit ont leur volume ordinaire; mais l'ovaire gauche, du *volume d'un gros œuf de poule*, est noir, enflammé et présente une scissure profonde de laquelle sortait à la pression un sang noir semblable à celui épanché dans le ventre. Le tissu parenchymateux de l'ovaire ressemblait à celui de la rate d'un individu mort du scorbut.

Les autres viscères étaient sains, mais pâles, décolorés, vides de sang.

A part quelques vices de langage que j'ai dû laisser subsister et qui sont la caractéristique de l'époque et surtout du journal dans lequel M. Drecq écrivait, une apoplexie de l'ovaire paraît en somme évidente [1].

Les accidents signalés au mois d'octobre tiennent probablement au dépôt d'un caillot apoplectique; le mode d'être et la fréquence des menstrues sont la traduction extérieure de l'influence de cette lésion. Cette perte utérine existait-elle ou non lors des phénomènes ultimes? L'observation ne le dit pas; il en est de même pour la suivante, dans laquelle l'état de la vie menstruelle est complètement négligé.

[1] Cette observation a été diversement interprétée: Boivin et Dugès reconnaissent une apoplexie; Cruveilhier, sans se prononcer, penche vers cette opinion; tandis que Chéreau et Hirtz admettent une inflammation à forme spéciale, l'*ovarite hémorrhagique*.

OBSERVATION VII.

Ovaire du volume d'une petite pomme ; rupture de l'ovaire et de la trompe gauches ; épanchement sanguin intra-péritonéal. — Mort en vingt heures.

Une domestique âgée de 28 ans, avait fait appeler, le 20 août 1847, le docteur Pollard, pour des douleurs rhumatismales qui se fixèrent en dernier lieu à l'épaule, lorsque, dans la soirée du 5 septembre, sans autre cause connue que des rapports sexuels répétés, elle fut prise de nausées, de vomissements et de douleurs vers le côté droit de l'abdomen. Les nausées et les vomissements allèrent en augmentant ; la face devint anxieuse, décolorée ; le pouls insensible, les extrémités froides, la respiration oppressée et le collapsus complet. Elle succomba vingt heures après le début des accidents.

A l'autopsie, grande quantité de caillots et de sang liquide dans l'abdomen.

L'utérus, assez volumineux, est tapissé par une membrane caduque. Quant au col, il renferme un liquide mucoso-sanguinolent qui, examiné au microscope, fut reconnu constitué par du mucus, des globules sanguins et de la fibrine ; malgré les recherches, on n'y trouva trace de spermatozoaires.

L'ovaire droit offre un corps jaune et de nombreuses cicatrices.

L'ovaire gauche est du volume d'une petite pomme, et creusé à son intérieur d'une cavité remplie de sang ; une fente, d'un quart de pouce de long, conduit de cette cavité dans l'abdomen.

La trompe de Fallope gauche contient un caillot gros comme une amande ; à un pouce de l'utérus existe une déchirure bouchée par un caillot irrégulier. Au centre de ce dernier on distinguait un petit sac, mais tellement comprimé et déformé, qu'on ne put déterminer s'il s'agissait d'un ovule ; la présence de la caduque le fit supposer toutefois.

Après avoir reproduit ces détails, le rédacteur des *Archives* (1848, tom. XVIII, pag. 475) ajoute : « Cette » observation, malgré l'intérêt qu'elle offre, laisse mal» heureusement quelques doutes sur la cause des rup» tures qui ont eu lieu. Faut-il les attribuer à la con» gestion sanguine qui accompagne la descente de » l'ovule fécondé, et faut-il regarder ces déchirures » comme de véritables apoplexies de l'ovaire et de la » trompe ? Ou bien, ne se pourrait-il pas que quelques » violences extérieures eussent provoqué ces déchi» rures ? » Pour nous, nous ne saurions partager son embarras ; car nous doutons fort que des lésions traumatiques puissent déterminer de pareils accidents sans laisser des traces. Nous ajouterons encore, et nous serons à même plus tard de démontrer, que, en l'absence de fluxions hémorrhagipares, la rupture de ces divers organes est peu à redouter en ce qui concerne l'hémorrhagie. Nous reconnaissons donc là une apoplexie de l'ovaire compliquée d'une lésion identique sur le tube de Fallope, et signalons avec d'autant plus de soin cette coïncidence, qu'elle n'a pas été rencontrée dans d'autres cas.

Une terminaison qui se rattache à la précédente et qui est due à l'arrêt probable de l'hémorrhagie, est celle-ci : Une rupture des parois a eu lieu, un épanchement intra-péritonéal en est résulté ; mais cet épanchement, trop léger pour occasionner une mort immédiate, trop considérable pour être susceptible d'enkystement, irrite par son contact la séreuse et suscite une péritonite promptement généralisée [1].

OBSERVATION VIII.

Douleur survenue, il y a quatre mois, dans la fosse iliaque droite; depuis menstruation plus fréquente; trois jours après la cessation des règles, symptômes de péritonite amenant la mort en 72 heures.

Ovaire droit du volume d'une petite pomme ; déchirure et épanchement sanguin avec péritonite.

Antoinette Bonnet, 28 ans, est une femme robuste, d'un tempérament lymphatico-sanguin. A son entrée à l'Hôtel-Dieu de Toulon, le 24 janvier 1857, elle présentait une arthrite du genou gauche qui remontait à huit jours : des sangsues appliquées en grand nombre (50) dissipèrent les douleurs, mais le gonflement persistant, on crut devoir recourir au caustique de Vienne. Tout allait pour le mieux et elle commençait à pouvoir se promener, lorsque, dans la soirée du 2 mars, elle fut prise de violentes coliques. Ces coliques, dont le siége était à la région hypogastrique, lui arrachaient des cris aigus et la faisaient se tordre dans son lit. L'interne de garde, appelé, prescrivit un lavement avec vingt gouttes de laudanum.

Le lendemain, voici dans quel état je la trouvai :

Le facies est grippé, les yeux sont cernés et l'agitation extrême ; à chaque instant la malade change de place, sans se trouver bien nulle part. Elle accuse une violente douleur à l'hypogastre et principalement dans la fosse iliaque droite; le ventre est encore assez souple, mais lorsqu'on veut le palper

[1] Comme transition naturelle, on peut citer le fait de M. Luton (Gazette médicale de Paris, 1856, pag. 76): la péritonite était commençante et le raptus hémorrhagique avait été précédé par une inflammation des ovaires.

les muscles se contractent spasmodiquement. Concurremment, il existe dès nausées et des éructations ; le pouls est petit, serré et fréquent.

Prescription. — 30 sangsues ; — fomentations émollientes ; limonade à volonté.

Momentanément chargé du service, j'étais très-embarrassé pour m'expliquer la maladie qui était en train de se développer. La marche rapide des accidents et leur manière d'être écartaient la pensée d'une péritonite idiopathique ; mais s'il y avait péritonite symptomatique, à quelle cause fallait-il la rattacher [1]. Je m'enquis alors des antécédents. Il y a un an, Antoinette a eu un enfant qu'elle n'a pas nourri. Elle se portait bien et était menstruée régulièrement, lorsqu'il y a quatre mois, sous l'influence d'une forte émotion morale, les menstrues s'arrêtèrent brusquement : quelques heures après, elle éprouvait une douleur très-vive dans la fosse iliaque droite, douleur qui céda à une application de vingt sangsues. Depuis, elle perd davantage et plus fréquemment, tous les vingt jours à peu près ; il y a trois jours que les règles avaient cessé, après avoir coulé moins longtemps que d'ordinaire, lorsque s'est réveillée cette vive douleur.

4 mars. Les sangsues, qui ont beaucoup coulé, ont calmé momentanément les douleurs. Cette nuit elles ont reparu, moins aiguës peut-être, mais plus persistantes. La malade, qui comptait sur le bon effet de la perte de sang, commence à désespérer et est assaillie de pressentiments sinistres. Son facies est mauvais, ses yeux caves et cernés, sa physionomie profondément abattue. Les nausées sont incessantes ; les vomissements, qui s'étaient montrés hier par intervalles, sont plus fréquents aujourd'hui, les moindres cuillerées de boisson les

[1] J'eus tout d'abord la pensée d'un kyste fœtal qui se serait rompu.

réveillent. Le ventre, très-douloureux au toucher, supporte à peine le contact des couvertures, les parois sont toujours tendues et nullement dépressibles : il y a à la fois de la constipation et un peu de ténesme anal. Elle a aussi de fréquentes envies d'uriner, et, lorsqu'elle les satisfait, elle expulse à peine quelques gouttes. La respiration se fait uniquement par le soulèvement des côtes, le diaphragme restant à peu près immobile. Le pouls, toujours serré et fréquent, est misérable.

Prescriptions. — Frictions mercurielles, lavement purgatif, mauve miellée.

5 mars. L'état de la malade empire : le facies devient de plus en plus mauvais ; à plusieurs reprises le visage se couvre d'une sueur froide. A l'agitation a succédé une immobilité presque absolue, et les plaintes, quoique incessantes, sont maintenant articulées d'une voix faible, par moments éteinte. Il n'y a pas eu de selles, mais par contre les vomissements continuent et se répètent chaque fois que la malade veut boire quelque peu de tisane. Les frictions mercurielles ont été sans effet, et n'ont point réveillé la moindre salivation, bien que par erreur on ait doublé la dose à employer. La tension des parois abdominales a disparu et le ventre est fortement ballonné : on dirait une femme enceinte. La pression n'est plus douloureuse et l'affaissement est complet.

Elle reste ainsi toute la journée, et succombe à 9 heures du soir.

L'autopsie fut faite vingt-deux heures après la mort. *Aspect extérieur.* — Ventre excessivement développé, traces des sangsues, plaies produites par les cautères au-devant du genou gauche ; l'articulation ouverte, rougeur des cartilages semi-lunaires et injection assez vive du tissu cellulaire sous-synovial ; en bas et en dehors quelques caillots rougeâtres mêlés à une synovie légèrement sanguinolente.

Le cerveau ne fut point examiné.

Poitrine. — Poumons sains ; en arrière, légère hypostase sanguine.

Le cœur, de volume normal, contient des caillots fibrineux dans ses cavités droites, et un peu de sang dans le ventricule et l'oreillette gauches.

Abdomen. — A l'ouverture des parois, il s'écoule environ 500 grammes d'un liquide couleur de chocolat au lait. Outre ce liquide, qui est mêlé à des caillots sanguins dans le pelvis, on constate l'injection du péritoine intestinal et la présence d'exsudats fibrineux et de pseudo-membranes entre les anses de l'intestin et sur les divers viscères.

Le tube digestif, examiné dans toute son étendue, ne présente ni perforation, ni même la moindre altération.

Le foie, de volume moyen, est légèrement ramolli ; à part cela, son tissu paraît sain ; la vésicule est distendue par une bile noirâtre.

Le pancréas et la rate sont sains ; il en est de même pour les reins, la vessie et les capsules surrénales.

Les vaisseaux qui constituent le plexus pampiniforme ne paraissent pas sensiblement dilatés.

Vu l'heure avancée, les organes génitaux, détachés avec soin, furent mis à part pour être l'objet d'un examen ultérieur et plus approfondi. En voici les résultats :

La matrice est allongée et sa muqueuse est rouge vif ; de nombreux kystes de Naboth existent dans le col, dont la capacité dépasse celle du corps. Le museau de tanche est effacé et porte, comme chez les multipares, des tubercules au pourtour de son ouverture ; en outre, la lèvre postérieure est unie à ses deux extrémités avec le vagin ; de là, un godet où le doigt s'engage jusqu'à 2 centimètres.

A gauche, la trompe et l'ovaire sont sains. A droite, au contraire, ces deux organes agglomérés constituent une tumeur formée surtout aux dépens de ce dernier. Rouge noir par la coloration et comparable à une petite pomme pour la forme comme pour le volume, cette tumeur ovarique présente à son centre et en avant une déchirure irrégulièrement triangulaire, longue de 12 millimètres et large de 6 à sa base, qui regarde en haut. Les bords de cette déchirure sont déchiquetés, surtout en dedans, où ils offrent comme des dentelures. A quelques millimètres se rencontre une arête décrivant un demi-cercle ; elle forme à la déchirure une sorte d'encadrement qui vient mourir au dehors. Enfin, dans ce sens et en haut existe un point rougeâtre placé à côté d'une bosselure en forme d'amande. Par la fente, ou si l'on veut par la perforation, il s'écoule du sang; après vingt-quatre heures de macération, l'eau est encore rougie.

Placée à droite de l'utérus, cette tumeur est fixée en bas par le tissu cellulaire sous-péritonéal, sur les côtés par le ligament de l'ovaire et par la trompe ; celle-ci a sa cavité effacée et son pavillon oblitéré par des adhérences anciennes: elle est si bien réunie à la paroi antérieure de la tumeur, qu'elle ne peut être reconnue et détachée qu'après une minutieuse dissection. Quant à la tumeur, qui occupe la place et qui s'est formée aux dépens de l'ovaire, elle est constituée par du sang, des caillots et une coque.

A part les points où s'étend la trompe, la coque est exclusivement composée par le péritoine. Cette séreuse paraît sensiblement épaissie, excepté pourtant autour de la déchirure, où elle a son épaisseur normale. En d'autres endroits et surtout en arrière, où la coque a près d'un centimètre d'épaisseur, il s'est fait un dépôt fibrineux que l'on parvient à décortiquer avec de la patience. Ce dépôt paraît s'être fait fibrille par fibrille, et son agencement irrégulier rappelle assez bien la structure des *caillots actifs* qui se forment dans les anévrismes. Il est d'autant plus ancien qu'on regarde plus près de la périphérie; lorsqu'on s'en éloigne, on constate une consistance moindre et, partant, une organisation plus récente. On a ainsi une espèce de nid qui est rempli par des caillots jaunâtres de récente formation, et par des caillots noirâtres ; ces derniers correspondent à la déchirure.

A défaut des antécédents, l'examen et la structure intime de la tumeur doivent faire admettre son ancienneté; car, en bonne anatomie pathologique, la stratification des couches fibrineuses, leur manière d'être, ne sauraient être regardées comme de formation récente. Il est probable qu'elles sont le résultat ou mieux les suites des violentes coliques survenues quatre mois avant la mort; il est probable aussi qu'étendues à toute la surface interne de la coque, elles eussent pu amener tôt ou tard la guérison. Malheureusement il n'en a pas été ainsi, et le dépôt, se faisant inégalement, a laissé à nu une partie des parois ; de là, une condition défavorable et la possibilité d'une rupture à la moindre fluxion vers l'ovaire.

On vient de voir la rupture du kyste être suivie d'une péritonite générale et promptement mortelle; il se peut aussi que cette rupture ayant déterminé un léger épanchement, le sang soit emprisonné par des adhérences préalables, ou enkysté par le fait d'une péritonité partielle. Dans ces cas, le sang doit se trouver dans les parties les plus déclives du petit bassin, c'est-à-dire en arrière et sur les côtés de l'utérus.

Enfin, on peut admettre que, par une cause quelconque, la rupture du kyste, au lieu de se faire en avant, se fasse en arrière et en bas vers le tissu cellulaire sous-péritonéal : le sang fusera alors autour de l'utérus dans l'étendue du ligament large, décollant et soulevant le péritoine plus ou moins haut. Nous avons observé, il y a quelque temps, un cas de ce genre d'autant plus remarquable qu'il a fourni un signe pour le diagnostic. La tumeur était très-volumineuse et avait envoyé des prolongements jusqu'au niveau de l'S iliaque; elle était constituée par des caillots mous et donnait au toucher abdominal une crépitation fine que je ne puis mieux comparer qu'au bruit perçu lorsqu'on presse une boule de neige. Ce signe pourra à l'avenir servir à diagnostiquer l'existence des caillots mous dans une tumeur sanguine du petit bassin.

§ 3.

Dans les faits étudiés dans le précédent paragraphe, la rupture de la coque de l'ovaire était la condition préalable de l'hémorrhagie et des accidents ultérieurs; dans d'autres plus fréquents, la fluxion étant plus légère, l'hémorrhagie moins abondante, le sang reste confiné dans le stroma, dont il a rompu les mailles et dissocié les fibres. Tel est le cas de l'observation XII avec lequel le suivant, observé sur une femme de 30 ans, morte en 1855 du choléra, offre la plus grande analogie. A la partie externe et au voisinage du bord inférieur de l'ovaire droit, existait un caillot du volume d'une grosse noisette; il était consistant et avait perdu avec son sérum, une partie de sa matière colorante; une poche kystique était presque entièrement formée autour de lui ; pourtant en un point on voyait à nu les fibres déchirées du stroma.

Que ce caillot fût la maladie tout entière ou qu'il en fût le premier degré, ainsi que semblent l'indiquer les observations VI et VIII, toujours est-il qu'il se passe consécutivement, dans l'ovaire affecté, des phénomènes analogues à ceux qui se produisent dans les tumeurs sanguines enkystées. Une partie du sérum ou sa totalité est résorbée, et le sang se concrète en caillots plus ou moins volumineux. Des pelotons de fibrine se détachent et s'appliquent sur les parois du kyste adventif ; ces pelotons se feutrent, s'intriquent et forment des couches qui, par des additions successives, s'épaississent de plus en plus. Ces dépôts, cette superposition graduelle amènent le retrait des parois ; et si ce retrait se poursuit et qu'en outre aucune autre congestion ne survienne, une tumeur fibrineuse, beaucoup plus petite, succède à la tumeur hématique. A son tour, cette tumeur fibrineuse diminue et s'efface en partie après un temps plus ou moins long. Lorsqu'elle a un certain volume, peut-elle disparaître complètement? Je n'ose ni l'affirmer ni l'infirmer.

Les phénomènes ne se passent pas toujours aussi simplement; et, soit que des adhérences aient fixé au préalable la tumeur, soit que le kyste soit trop vaste et sa surface trop étendue, soit encore par des circonstances particulières d'idiosyncrasie et de constitution, ce mouvement éminemment curateur peut tourner à mal. En effet, la nature étant contrariée, le but est dépassé ; une inflammation violente se réveille et se propage à la totalité du contenu. Les suites se conçoivent aisément : les caillots sanguins se ramollissent et revêtent une teinte noire, puis grisâtre; du pus se forme et tend à être éliminé; ou bien ce liquide percera le kyste du côté de la séreuse et suscitera une péritonite promptement mortelle; ou bien, fusant vers le tissu cellulaire, il parviendra à se vider plus ou moins vite par le vagin et par le rectum. Dans ces derniers modes, la guérison pourra s'effectuer, mais elle sera longue, laborieuse et encombrée de périls pour la femme.

On le comprend : obtenir la terminaison fibrineuse doit être l'objet de tous les vœux du médecin ; mais s'il voit le but, il faut avouer qu'il ne possède guère les moyens de l'atteindre. Quoi qu'il en soit, il lui reste la ressource de combattre les douleurs, de prévenir les congestions et les mouvements fluxionnaires ; son rôle se borne là, toute intervention chirurgicale étant inopportune, sinon dangereuse. La suppuration survînt-elle, c'est encore à la nature qu'il faut laisser le soin, dans la majorité des cas, de donner issue au pus : s'il doit fuser en dedans, toute ponction sera superflue ; s'il doit gagner le rectum ou le vagin, il saura se ménager une voie beaucoup plus favorable que celle créée par le trocart ou le bistouri.

Telles sont les deux variétés de terminaison de l'apoplexie ovarienne qu'il me restait à étudier. Si la première ressort implicitement de la lecture de l'observation VIII, la seconde, je l'avoue, est basée sur la théorie et la connaissance des modifications que peut subir le sang extravasé ; à ce titre, elle devrait néanmoins être signalée comme possible.

Si maintenant on se rappelle ce qu'est l'hématocèle péri-utérine, on ne sera pas étonné si je lui reconnais l'apoplexie de l'ovaire pour source. Cette assertion serait admissible, n'eût-elle d'autre appui que les faits et considérations qui précèdent ; à plus forte raison l'admettra-t-on si l'on veut bien recourir à l'examen des hématocèles suivies d'autopsies. On verra que certains de ces faits, tels que ceux de MM. Fenerly, Fleuriot, Denonvilliers, Prost, Voillemier, Heurtaux[1] (thèse de M. Voisin), signalent en tout ou en partie la destruction de l'ovaire ; quelquefois même il n'a pas été possible d'en trouver trace. On le conçoit, au milieu des désordres produits par l'inflammation, il n'est pas facile de juger après coup si la lésion antérieure n'a été autre chose qu'une apoplexie des ovaires ; mais après les développements dans lesquels je suis entré, il y a de grandes probabilités à penser qu'il en a été ainsi pour beaucoup, si ce n'est pour tous les cas que j'ai évoqués.

[1] Il existe là, en outre, une hémorrhagie de la trompe.

En résumé :

1° L'apoplexie de l'ovaire est caractérisée par un afflux de sang vers cet organe, par la destruction des vésicules de Graaf, et du stroma en tout ou en partie.

2° Cet afflux de sang, qui peut être plus ou moins considérable, détermine des accidents divers. De là deux terminaisons que l'on distinguera suivant qu'il y aura rupture ou non de la coque.

3° Lorsque la coque se rompt du côté du péritoine, l'hémorrhagie peut être mortelle de fait, ou bien susciter une péritonite qui, mortelle dans des cas, pourra, dans d'autres, servir à l'enkystement du sang extravasé.

4° Lorsque la rupture à lieu vers le tissu cellulaire sous-péritonéal, le sang décolle le péritoine et forme dans le petit bassin une tumeur extra-péritonéale.

5° Lorsque la coque de l'ovaire ne se rompt pas, le sang se réunit en caillots, le sérum se résorbe, de la fibrine se dépose sur les parois et peut, à la longue, amener le retrait de la tumeur.

6° Dans d'autres cas, ce travail éveille une inflammation, du pus se forme et peut se faire jour, soit par le rectum, soit par le vagin, soit vers la séreuse, qu'il enflamme.

7° L'hématocèle péri-utérine peut être une suite de l'apoplexie des ovaires.

CHAPITRE IV.

DE LA RÉTENTION DES MENSTRUES.

Ne pouvant qu'effleurer l'importante question de la rétention des menstrues, nous distinguerons les causes en *physiques* et en *vitales*, et nous étudierons tour à tour leurs effets.

§ 1er.

Les *hématomètres* par obstacle physique, quoique peu communs dans la pratique, comptent dans la science des exemples nombreux ; aussi serait-il facile, en réunissant ces documents épars, d'écrire leur histoire complète.

Que l'obstacle siége au museau de tanche, au vagin, ou bien à la vulve, il détermine, à la puberté, s'il est congénial ou tout d'abord s'il est accidentel, des phénomènes identiques. Ces phénomènes sont ceux qui signalent la venue des règles : modérés d'abord, ils disparaissent au bout de quelques jours ; ils peuvent persister, se compliquer et rendre la vic de la femme insupportable. Concurremment, l'utérus se développe d'autant plus vite que l'obstacle est plus rapproché de son col ; le sang menstruel, ne pouvant être complétement résorbé, distend la cavité utérine ; la matrice s'élève, dépasse le rebord des pubis et peut, dans certains cas, arriver jusqu'au niveau de l'ombilic. Quoique l'imperforation ne soit reconnue qu'au bout de quatre, cinq, six, sept ans [1], le plus souvent la guérison a lieu ; d'autres fois, après ce terme, la mort peut être la conséquence de cette obturation, qu'il y ait eu ou non tentative chirurgicale.

Sans vouloir apprécier les causes de ces divers décès, et ne s'arrêtant qu'à ceux dans lesquels l'extravasation du sang s'est produite et a été reconnue, on admettra deux modes : dans l'un, l'utérus, ne pouvant se dilater davantage, se rompt et déverse son contenu ; dans l'autre, le sang reflue par la trompe et arrive dans l'abdomen.

1° La première terminaison est établie par deux cas rapportés dans l'ouvrage de Duparcque, sur les *Ruptures de la matrice*. Dans le premier, dû à Latour (d'Orléans), l'obturation datait de dix ans, la femme était âgée de cinquante, lorsque, dans un paroxysme de douleurs, elle éprouva une sensation particulière ; la tumeur hypogastrique s'affaissa, et après la mort, survenue le lendemain, on reconnut que l'utérus était déchiré vers son fond, et que le péritoine était rempli par une énorme quantité de sang corrompu. Le second est plus extraordinaire encore : une femme, morte après quatre ans de rétention menstruelle, offrait un utérus

[1] La malade, opérée en 1830, par M. Hervez de Chégoin, avait 32 ans.

énormément développé, rempli d'une matière noirâtre analogue au marc de café; par son fond, il s'ouvrait dans l'estomac. Le col était oblitéré par une tumeur stéatomateuse.

2° La seconde terminaison est plus riche de faits. Pour la jeune fille observée par Boyer, la vie menstruelle remontait à neuf ans; à la mort, venue naturellement, on reconnut, entre autres altérations, que les trompes constituaient deux sacs mollasses remplis de sang épaissi. Une femme était atteinte de rétention menstruelle depuis longtemps; M. Brodie ponctionne et donne issue à une grande quantité de sang fluide et décomposé; le même liquide fut rencontré dans le péritoine en abondance. Chez la malade de de Haën, âgée de 24 ans, la mort, peu après l'opération, fit reconnaître la dilatation des trompes en forme de poche; mais, de plus, elles étaient percées en divers endroits par de petites déchirures; aussi la matière sanieuse s'était-elle en partie épanchée. MM. Moore et Munck ont observé chacun un cas analogue. Tel est encore le fait de Locatelli (*Gaz médicale de Paris*, 1848, pag. 103).

Une fille de 26 ans, dont le vagin était obturé, est opérée par le bistouri : six à sept onces d'un sang noir et coagulé s'écoulent immédiatement. On se flattait du succès, lorsqu'au bout de quelques heures survient une péritonite mortelle en deux jours. L'autopsie fit constater la dilatation des trompes, la déchirure de l'une d'elles et l'épanchement du contenu dans le pelvis. Le fait, consigné par MM. Marchand et Massé dans le *Journal de médecine de la Loire-Inférieure* (tom. XXVI, pag. 335), est, sous ce rapport, semblable au précédent.

Ces deux derniers faits sont les seuls qui se soient accompagnés de péritonite ; la rapidité de la mort explique chez les autres l'absence de cette grave et inévitable complication. — En résumé, l'hématomètre de cause physique peut persister pendant plusieurs années, sans déterminer d'extravasation; mais, ce laps de temps écoulé, le sang peut faire céder l'utérus ou bien refluer par les trompes, et, après avoir dilaté celles-ci, s'épancher avec ou sans rupture de l'organe à l'intérieur de l'abdomen.

§ 2.

En l'absence d'obstacles physiques, le sang fourni par l'utérus peut-il suivre une voie analogue à celle étudiée en dernier lieu ? Avant de répondre, examinons les faits qui ont suscité cette question.

OBSERVATION IX.

Une jeune femme de 22 ans, enceinte de six mois, avorte sans cause appréciable. Une hémorrhagie a suivi la fausse couche, puis ont paru des symptômes de *purpura hæmorrhagica*. La femme est morte au cinquième jour ; à l'autopsie, on a trouvé un épanchement de sang considérable dans le péritoine et le pelvis; des caillots assez nombreux existaient dans ces parties. Ayant cherché attentivement la cause de cette hémorrhagie, on n'a pu trouver aucun vaisseau lésé. Cependant les trompes plongeaient dans le sang, et étaient remplies intérieurement par des caillots. La cavité utérine était vide, mais des caillots bouchaient le col.

Ces circonstances font penser à M. Barlow que l'épanchement provenait de la matrice, le sang étant passé de la cavité de ce viscère par les trompes.

Cette interprétation fut fort controversée à la Société médico-chirurgicale de Londres, où les pièces pathologiques avaient été présentées[1]; les uns la repoussèrent énergiquement, tandis que quelques-uns en admirent la possibilité, se basant sur les faits déjà signalés dans le paragraphe précédent. Pour le dire en passant, ce rapprochement était assez peu fondé; le long temps que met le sang à fluer par les trompes est plutôt un argument contraire qu'un argument à l'appui.

J'arrive maintenant à la première observation de M. Bernutz. Ne pouvant la rapporter en son entier, j'en donne un court extrait, et renvoie aux *Archives générales de médecine* (1848), ceux qui seraient désireux de plus de détails.

[1] Gazette des hôpitaux, 1840, pag. 9, et Archives de médecine, 1840, tom. VII, pag. 368. Ce journal ajoute : « On ouvrit une trompe, et on vit que le caillot se prolongeait dans l'utérus. »

OBSERVATION X.

Une femme de 40 ans, étant devenue sept fois enceinte et étant régulièrement menstruée depuis l'âge de 17 ans, ne voit pas apparaître ses règles le 2 juin 1844 ; elle ressent dans le bas-ventre des douleurs assez vives comparables aux douleurs de l'enfantement. Au bout de quelques jours, elles perdirent de leur violence ; mais, aux premiers jours de juillet, elles reparurent avec une intensité nouvelle ; des sangsues à l'anus et un vésicatoire sur les fosses iliaques furent apposés. Il y eut du calme ; mais comme les douleurs expulsives persistaient, on lui fit prendre des bains. Elle était dans un bain, le 20 juillet, lorsque après une douleur plus violente, elle expulsa un caillot membraneux qui fut suivi d'un écoulement sanguin peu abondant. Depuis cette époque, elle a rendu sans cesse une petite quantité de sang mêlé à des matières sanieuses, et a commencé à pouvoir se lever et s'occuper un peu de son ménage, mais l'état général ne s'améliora pas ; à la troisième époque menstruelle, la malade se trouvant de nouveau plus mal, elle entre dans le service de M. Piédagnel. On constate une tumeur à l'hypogastre, un abaissement considérable de l'utérus ; le col est dilaté et déformé ; les contractions utérines sont violentes ; l'utérus est enclavé entre deux tumeurs et l'écoulement sanguin augmente. Cet état persiste pendant une semaine, au bout de laquelle surgit une péritonite mortelle (30 août).

L'utérus est hypertrophié, et contient à peu près une once de sang rutilant ; le col est perméable dans toute son étendue.

De chaque côté existent deux tumeurs. La droite, plus élevée, offre le volume d'un œuf de poule. Lorsqu'on incise le kyste, on trouve qu'il communique dans la partie interne avec la cavité utérine. Cette communication est établie par la trompe de Fallope. D'abord son calibre est étroit ; puis il augmente rapidement, pour constituer la poche anormale, dont une partie seulement est formée par la face antérieure de l'ovaire, au pourtour de laquelle vient adhérer l'extrémité frangée du pavillon. L'adhérence de ces deux parties est tellement solide, que les tractions amènent plutôt la déchirure du kyste que la désunion des deux organes. Il contient un liquide qui, par sa couleur, ressemble à un mélange de sang et de pus, et quelques caillots brunâtres ayant la consistance de la gelée de groseilles.

L'autre tumeur a le volume d'un gros œuf de dinde. La surface extérieure, couverte de fausses membranes bien organisées, est d'un rouge pâle; la cavité contient des caillots sanguins, dont les uns sont récents, dont les autres, d'un petit volume fibrineux, très-fermes, sont anciens. Le calibre de la trompe n'offre de dilatation considérable que dans sa partie externe.

La cavité pelvienne constitue un nouveau kyste plus spacieux que les précédents. Elle est divisée en deux par une cloison incomplète; la partie droite contient un liquide rouge brique, tandis que la gauche contient un gros caillot sanguin, ferme et solide; supérieurement il est brunâtre, inférieurement il est d'un rose pâle, où il offre les caractères d'une masse de fibrine[1].

[1] Je lis dans le Journal de médecine de la Loire-Inférieure, un fait identiquement interprété, 1858, pag. 30: « Une jeune fille mourut au septième jour de la scarlatine, elle avait eu ses règles pendant la durée de cette maladie. L'utérus, d'un volume normal, contenait un caillot de sang qui remplissait entièrement sa cavité et se prolongeait dans toute la longueur des trompes jusqu'à deux ou trois centimètres des pavillons. La muqueuse utérine était rouge et légèrement tuméfiée. Les canaux des trompes avaient un millimètre et demi de diamètre. Le péritoine ne contenait pas une goutte de sang. Les deux ovaires étaient volumineux et contenaient beaucoup de vésicules de Graaf. A l'extrémité de l'ovaire gauche, une de ces vésicules avait la grosseur d'une noisette et

Voilà les seuls faits sur lesquels s'étaie le passage du sang de l'utérus dans la trompe.

On le comprend, les objections n'ont pas manqué ; en 1839, comme tout récemment, on a argüé des raisons anatomiques, on a objecté l'étroitesse de l'*ostium uterinum*, son peu de perméabilité, la tendance naturelle du sang à s'écouler par le col, etc. Toutes ces raisons ont leur valeur et expliquent le doute avec lequel elles ont été accueillies; mais en détruisant elles ne substituent rien.

CHAPITRE V.

DE L'HÉMORRHAGIE TUBAIRE OU DE LA TROMPE DE FALLOPE.

La congestion tubaire, et l'hémorrhagie qui en est la suite, n'ont pas été l'objet d'un travail d'ensemble ; les classiques n'en parlent pas et les ouvrages spéciaux en négligent l'étude. Leur existence est néanmoins incontestable ; leur rareté, l'obscurité de leurs manifestations, sont les seules causes de l'oubli dans lequel elles ont été laissées. Comme toutes les muqueuses et au même titre qu'elles, la muqueuse du tube de

était remplie d'un caillot sanguin ; ses parois étaient closes et épaissies, et la membrane interne, malgré l'extension qu'elle avait subie, offrait des plis festonnés sur les bords de la coupe qui avait été pratiquée. La pièce a été déposée par M. Hélie, dans les collections d'anatomie pathologique de l'École de Nantes. »

Fallope peut être affectée de fluxion hémorrhagipare ; elle ne saurait en effet posséder un privilége d'immunité.

La trompe de Fallope peut être le siége de deux hémorrhagies : l'une *physiologique*, l'autre *morbide* ; quelque accessoire que soit la première, nous devons lui consacrer quelques lignes.

Lors de l'époque menstruelle, il se fait vers les organes génitaux un mouvement fluxionnaire : pour l'utérus, on a l'écoulement sanguin qui constitue les règles; pour l'ovaire, l'hémorrhagie vésiculaire qui précède l'expulsion de l'ovule; pour la trompe, enfin, une perspiration de quelques gouttes de sang. Conjointement, la muqueuse de cette dernière revêt une teinte plus sombre, les réseaux capillaires sont vivement injectés, et à la suite les mucosités sont sécrétées avec plus d'activité. Si dans certains cas on a lieu de penser que ce sang est mêlé avec celui qui provient de la déchirure de la vésicule, dans d'autres cette idée doit être écartée; car, non-seulement le caillot occupe la cavité graafienne, mais dans quelques cas les deux trompes sont l'une et l'autre remplies par un mucus sanguinolent. Sans affirmer que cette perspiration sanguine soit constante, on peut comprendre qu'elle puisse passer inaperçue.

Il n'en saurait être de même pour l'hémorrhagie morbide, dont les effets sont plus marqués.

Si la mort en a été l'effet immédiat, aux lésions ordinaires, telles que la vacuité des vaisseaux, la pâleur des tissus, etc., se joignent des indices locaux, pour ainsi dire dénonciateurs : ainsi la trompe sera dilatée en tout ou en partie, sa cavité contiendra un caillot de sang vermiculaire, la muqueuse sera rouge sombre, en quelque sorte ecchymosée, tandis que l'organe en entier aura revêtu un aspect violacé. Parfois ce seront là toutes les lésions; d'autres fois il s'y joindra un épanchement de sang dans le bassin, mais la muqueuse sera restée intacte; tandis que dans d'autres, soit que la muqueuse et les tissus propres aient été préalablement altérés, soit que l'afflux du sang ait déterminé un mouvement d'expansion trop rapide, on constatera en outre la déchirure de l'organe.

Qu'on ne s'y méprenne pas, ce dernier accident est l'effet et non la cause de l'hémorrhagie; quelque richement vascularisé que soit l'oviducte, sa déchirure serait par elle-même insignifiante si la congestion ne la précédait. Dans les rares cas où la trompe a été en quelque sorte rompue mécaniquement, l'hémorrhagie est passée inaperçue et la mort a dû être imputée à un autre ordre de considérations. On peut citer à l'appui les observations de de Haën, de Moore, de Munck et de Locatelli, dans lesquelles le sang menstruel ne pouvant être expulsé par suite de malconformation, a reflué par les trompes et fait céder les parois de cet organe. Or, si la théorie et les faits sont d'accord, ne peut-on dire qu'en dehors du molimen hémorrhagique la rupture de ce conduit est de peu d'importance [1]?

La fluxion hémorrhagique une fois établie et localisée sur les trompes, du sang s'extravase en plus ou moins grande quantité.

Dès le principe il affluera dans la cavité de l'organe, il la dilatera; mais, bientôt à l'étroit, il tendra à sortir et, faisant irruption, s'écoulera soit par l'extrémité utérine, soit par l'extrémité abdominale, soit encore par les voies supplémentaires qu'il aura pu se créer.

Reprenons un à un ces divers parcours, et montrons par des faits leur incontestable réalité.

OBSERVATION XI.

Une femme de 27 ans, mariée, mère d'un enfant, forte, grasse, très-bien portante, est frappée de la variole, le 26 novembre 1852.

Au début, elle a eu de la céphalalgie et surtout des douleurs lombaires, avec sept à huit vomissements.

Examinée à son entrée à l'hôpital, le 28 novembre, la malade, qui avait eu ses règles depuis quinze jours, se plaignait d'une douleur atroce dans le bas de la région lombaire et vers le sacrum. Elle se roulait dans son lit en poussant des cris.

Le 29, il est survenu une éruption exanthématique mal caractérisée, qui a fait hésiter entre une variole et une rougeole. La persistance des douleurs dans la région sacrée a fait pratiquer le toucher vaginal, qui n'a rien appris. Enfin, la malade,

[1] Je parle au point de vue de l'hémorrhagie, et fais abstraction des grossesses tubaires.

dans la soirée et la nuit du 30 novembre au 1er décembre, a été prise d'une perte utérine abondante, et elle a succombé presque subitement, dans la soirée du 1er décembre.

Autopsie. — La rigidité cadavérique était faible trente-six heures après la mort; le corps était chargé de graisse; la peau offre encore quelques traces jaunâtres de l'éruption, avec quelques petites élevures à peine sensibles au doigt. On compte aussi une dizaine d'ecchymoses de la largeur d'une lentille, violacées, situées sur les bras, la partie antérieure de l'abdomen et les fesses.

Utérus. — Cet organe est gros, volumineux, quoique de prime-abord il paraisse à l'état sain. Il est long de 8 centimètres et large de 5 centimètres et demi entre l'origine des trompes. Fendu avec précaution, il présente des parois épaisses de près d'un centimètre et demi, et une cavité pleine de caillots sanguins. Ceux-ci enlevés à l'aide d'un filet d'eau, on constate que la muqueuse utérine est saine, excepté au fond de l'organe, où elle est violacée, épaissie, infiltrée de sang; en ce point il est resté un caillot qui se prolonge dans l'orifice tubaire gauche.

Trompes. — Elles sont toutes les deux de la grosseur du petit doigt et paraissent violacées, pleines de sang à travers leurs enveloppes. Fendues dans leur longueur, elles sont en effet remplies par un gros caillot vermiculaire. Il n'y a pas une goutte de sang ni de sérosité dans le péritoine. L'hémorrhagie tubaire s'est écoulée par l'utérus, ainsi que le prouve la continuité du caillot tubaire avec celui mentionné dans le fond de la cavité utérine.

Ovaires. — 1° L'ovaire droit est long de 4 centimètres, violacé dans son tiers externe. Il n'offre point de rupture et il renferme à l'endroit indiqué un caillot sanguin gros comme une petite noix.

2° L'ovaire gauche est au moins de la grosseur d'un œuf de

poule; il est converti presque en entier en une poche renfermant une matière graisseuse et en outre des poils dans sa partie externe.

Ce fait, présenté en 1852 par M. Laboulbène à la Société de biologie, est d'un très-grand intérêt. L'état des trompes, la présence d'un caillot vermiculaire, son prolongement à l'intérieur de l'utérus, indiquent nettement et la maladie et le cours suivi par le sang : il y a eu congestion tubaire, et consécutivement hémorrhagie qui s'est fait jour par l'utérus [1]. Est-ce là le parcours le plus habituel? On ne saurait l'affirmer ; mais on ne peut s'empêcher de signaler ses avantages. Alors que le sang suit cette voie, le travail hémorrhagique n'est point ignoré, la cure peut être rationnellement entreprise, et la guérison obtenue sans autres accidents consécutifs que ceux résultant de la soustraction du liquide sanguin. C'est ce qui a dû arriver en certains cas ; mais c'est aussi ce qu'on ne pouvait diagnostiquer. A l'avenir, en présence d'une perte utérine, il faudra tenir compte de la possibilité de cette source ; mais on ne saurait la reconnaître, car le diagnostic en est non-seulement tout entier à tracer, mais encore entouré de grandes obscurités.

Les conditions anatomiques de la trompe, l'exiguïté

[1] Le fait de M. Hélie, que j'ai cité en note, est susceptible d'une pareille interprétation ; il y a eu congestion tubaire, et la longue durée des règles montre qu'on avait affaire à une hémorrhagie et de l'utérus et des trompes.

de son calibre dans le tiers interne, disent assez les difficultés d'un pareil parcours ; aussi ne sera-t-on pas étonné de voir le sang chercher une autre voie, et, sortant du pavillon, venir s'épancher dans le péritoine. Or, cette voie, qui peut se compliquer de la précédente, ne peut-elle être invoquée pour les faits de MM. Barlow et Bernutz ? Ne peut-on dire que dans ces cas l'épanchement sanguin intra-péritonéal n'a pas d'autre provenance, qu'il y a eu là congestion d'abord; hémorrhagie tubaire ensuite? Je n'hésite point à l'admettre ; car si, d'une part, cette interprétation paraît la seule rationnelle et la seule acceptable; de l'autre, la lecture attentive de ces observations ne m'en suggère pas d'autres.

Quant au passage du sang de l'utérus dans l'abdômen, il reste encore à démontrer ; et, après les objections émises, après la connaissance de l'hémorrhagie tubaire, on peut sans présomption avancer qu'il ne le sera jamais. Dans cette supposition, en effet, on n'aurait pas que deux faits à citer, on en aurait une foule, et, pour être conséquent, l'on devrait proscrire le tamponnement vaginal.

Dans les cas qui précèdent (car je me crois autorisé à comprendre les deux discutés), on a vu l'hémorrhagie se faire jour par deux voies différentes, mais naturelles ; dans ceux qui suivent on a une voie supplémentaire à noter. Ces cas sont donc un peu plus complexes et accusent, sinon un degré de plus, du moins une lésion plus tranchée de la congestion tubaire ; en outre, comme la *rupture* a frappé les regards, elle a été le titre unique et à la fois obligé de ces diverses observations. En l'état, on ne saurait établir d'une manière précise la fréquence relative de cet accident. A en croire toutefois les résultats numériques, elle accompagnerait souvent la congestion tubaire, puisque, y compris le fait de M. Rostan (Musée de Dupuytren, nº 446) et le fait de M. Hélie, sur onze cas, six la signalent. On peut faire encore une autre remarque : dans les précédents, les deux trompes étaient le siége de la congestion ; dans ceux-ci, au contraire, une seule paraît y avoir participé. Ce qu'il y a de bien certain, c'est que la rupture affecte une seule trompe. Serait-ce là le résultat d'une congestion unilatérale, d'une localisation plus intime ? Je n'ose me prononcer.

Quoi qu'il en soit, on ne saurait oublier qu'il peut y avoir complication, et qu'une fluxion du même ordre peut retentir sur les organes voisins ; l'ovaire, les trompes et l'utérus en étaient le siége simultané dans la XIe observation ; la trompe et l'ovaire d'un seul et même côté sont frappés dans la VIe ; seulement, ici la congestion étant sans doute plus active, il y a eu éclatement des deux organes [1].

Après les effets, mentionnons les causes.

[1] De là, cette remarque que les hématocèles peuvent être dues à plusieurs sources.

Les causes essentielles sont celles des hémorrhagies en général et, partant, connues; les causes spéciales nous échappent. Quant aux causes occasionnelles, elles sont aussi nombreuses que les faits. On a vu tour à tour le début d'une fièvre éruptive, l'avortement, les excès de coït, etc.; on en verra d'autres encore, mais il est à noter que cet accident sert, en général, montré en dehors des règles.

OBSERVATION XII.

Une jeune femme de vingt-cinq ans, mariée depuis quatre mois, quinze jours après ses règles est prise tout à coup d'accidents tels que peau froide, pâle, exsangue; douleur atroce dans les intestins, tension du ventre, tympanite; mort en peu de temps. A l'autopsie, le docteur James Russel trouva que la trompe de Fallope gauche était distendue par de la fibrine, de manière à offrir le volume du doigt, et qu'elle s'était rompue vers son tiers inférieur et interne. L'utérus était dilaté et renfermait quelques traces de membrane caduque; toutes les recherches ne purent faire découvrir d'embryon. (*Union méd.*, 1848, pag. 589.)

Malgré l'absence d'indications précises, vu la teneur des symptômes rapportés, il n'est point douteux qu'il y ait eu hémorrhagie intra-abdominale.

OBSERVATION XIII.

La nommée Jacquemin, âgée de trente-neuf ans, mère de quatre enfants, dont le dernier a neuf ans, s'est toujours assez bien portée et a été bien réglée.

Le 9 novembre 1848, époque de la menstruation, les règles se montrent et durent deux jours de plus qu'à l'ordinaire, c'est-à-dire pendant huit jours; elles furent beaucoup plus abondantes et suivies d'une assez grande faiblesse, de quelques douleurs abdominales et d'un malaise. Le 23, étant dans une maison voisine, elle se trouva mal; le 24, elle était à ses occupations habituelles, le 25 également, lorsque quelque temps après avoir pris son café, elle ressentit tout à coup et sans cause appréciable de fortes douleurs abdominales; elle appela à son secours et n'eut que le temps de se mettre au lit; elle était pâle, froide, puis il survint des vomissements; on essaya de la réchauffer, et les douleurs se calmèrent, mais dix minutes après elles reparurent. M. Royer (de Joinville) alors appelé, la trouva mourante. Le pouls était à peine sensible, la face d'une pâleur extrême, le corps refroidi; le ventre, dur et tendu, rendait un son mat à la percussion et était le siége de violentes douleurs. La malade était agitée et ne pouvait rester en place, elle disait qu'il lui fallait de l'air; elle avait des nausées et des vomissements; la respiration quoique libre devint lente, les battements du cœur se faisaient à peine sentir, et la mort survint dix minutes après.

On soupçonna un empoisonnement, une perforation intestinale, ou enfin, la rupture d'un vaisseau abdominal.

L'autopsie fut pratiquée quarante heures après la mort. L'abdomen contient à peu près deux litres et demi de sang noir, liquide, mélangé de caillots abondants; ce sang, répandu dans toute la cavité, entre les anses intestinales, occupe surtout le petit bassin. — Les organes urinaires et digestifs sont sains. — L'utérus a huit centimètres et demi de hauteur, six de largeur et quatre d'épaisseur; la muqueuse est rose pâle, et les mucosités dont elle est enduite ne présentent trace de sang.

Les ovaires et la trompe droite sont à l'état normal. Saine dans sa moitié externe et dans son parcours intra-utérin, la trompe gauche a, dans le reste de son étendue, une dilatation uniforme de deux centimètres de diamètre ; à peu près vers son milieu et sur son bord supérieur, on note une ouverture longitudinale de sept millimètres ; un caillot de sang se trouve encore engagé entre les bords, qui sont réguliers comme si la plaie avait été faite par un instrument tranchant.

La portion dilatée, longue de six centimètres, est remplie de sang caillé, rouge brun, assez dur ; on voit quelques fibres entrecroisées plus résistantes, et des portions membraneuses très-minces et comme repliées sur elles-mêmes.

La partie de ce caillot qui correspond à la déchirure de la trompe, est solide comme tout le reste; une membrane mince, très-facile à déchirer, la recouvre : l'hémorrhagie a dû se faire entre le caillot et les parois de la trompe. Celles-ci, au reste, sont d'un rouge brun, très-minces et formées de trois feuillets membraneux assez aisés à séparer, mais assez résistants pour céder difficilement. On a cherché en vain un ovule et un vaisseau qui fussent déchirés. (*Acad. de Méd.*, 5 octobre 1855.)

Dans ce fait, on peut reconnaître deux périodes : à la première se rattache la production du caillot; à la seconde, qui est ultime, la rupture de la trompe et l'épanchement de sang qui l'a suivie.

A quel phénomène faut-il attribuer le caillot ? Est-il physiologique ou pathologique, et, dans ce dernier cas, est-il essentiel ou consécutif à une inflammation? L'absence du produit de conception permet de répondre négativement à la première demande ; l'absence de coup et de chute fait écarter toute cause traumatique, tandis que les anamnestiques autorisent à admettre une hémorrhagie tubaire.

Voici, en quelques lignes, les motifs d'une pareille interprétation [1] :

Les dernières règles se sont prolongées de deux jours, et l'écoulement de sang a été abondant. L'hémorrhagie tubaire y a-t-elle concouru ? Je ne saurais le décider; toujours est-il que c'est à cette époque que s'est effectuée la congestion vers la trompe, et que le caillot a été produit. Ce caillot a tendu à se modifier; une phlogose plus ou moins intense a été suscitée et s'est transmise aux alentours, c'est-à-dire, aux parois dans lesquelles il était moulé : de là avec leur ramollissement, une condition défavorable et une rupture imminente, sous l'influence d'une congestion active ; c'est ce qui est arrivé quatorze jours après le début des règles et six jours après leur disparition.

Hémorrhagie tubaire, formation d'un caillot; plus tard, ramollissement des parois, nouvelle hémorrhagie et rupture: tel est ce fait en résumé.

On l'a vu, la dilatation et le ramollissement de la trompe étaient circonscrits à la moitié interne ; ces circonstances se retrouvent encore dans l'observation suivante, mais si mal rappelées, si embrouillées dans le texte (*Gazette médicale de Paris*, 1852, pag. 361), qu'on hésite à se prononcer.

[1] Elle peut s'appliquer encore au fait de Russel.

OBSERVATION XIV.

Une femme de 36 ans, ayant eu déjà un enfant à 17 ans, se croyait enceinte de trois mois lorsque, après avoir travaillé toute la journée à des travaux de terrassement, elle fut prise d'un violent frisson; le lendemain, des douleurs survinrent dans le ventre et ne firent qu'augmenter jusqu'à la mort, qui eut lieu trente heures après.

L'autopsie montra un épanchement de sang très-considérable dans l'abdomen, provenant d'une lésion des organes génitaux : voici, sur cette dernière, les renseignements que j'ai pu relever.

L'utérus mesure cinq pouces depuis le fond jusqu'à l'orifice; il a la dimension d'un fort poing, il est pâle, épaissi, bosselé, comme lardacé. Sa cavité est en partie oblitérée par un stéatome; lorsqu'on l'incise, on note une petite ouverture du diamètre d'une plume de corbeau, cette ouverture est l'*ostium uterinum* de la trompe droite.

A gauche, la trompe de Fallope est normale; l'ovaire est gris verdâtre extérieurement; l'incision signale quelques corps jaunes et plusieurs points occupés par une matière gélatineuse.

A droite, l'ovaire contenait plusieurs tumeurs hydatides pédiculées.

Au niveau de l'utérus, la trompe était obturée par une poche kystique de la grosseur d'un œuf de pigeon. Cette poche, creusée aux dépens de la trompe et du tissu utérin, présente en avant une déchirure par laquelle le petit doigt s'engage; beaucoup de sang noir en suintait et s'écoulait dans l'abdomen. La déchirure existe à l'endroit le plus mince et juste à l'angle du corps de l'utérus; à l'intérieur du kyste il n'existait ni *débris de fœtus, ni cordon ombilical.*

Malgré l'insuccès de ses recherches, M. Reiffsteck,

auteur de cette observation, n'en conclut pas moins à l'existence d'une grossesse utéro-tubaire : personne, je pense, ne partagera cette opinion.

§ 2.

En présence d'un malade, on a deux questions à se poser : Quelle est la nature des symptômes présentés, et quel est l'organe affecté ? Faciles pour certaines maladies, l'une et l'autre réponse sont épineuses pour d'autres. Les hémorrhagies internes sont de ce nombre. A la réunion de certains symptômes, tels que la pâleur de la face, la décoloration de la peau, le bourdonnement des oreilles, le refroidissement des extrémités, etc., on reconnaîtra qu'une hémorrhagie s'effectue ; aux douleurs hypogastriques, aux vomissements, au développement de l'abdomen, etc., on pourra ajouter que la cavité péritonéale en est le siége. Mais si on désire compléter le diagnostic, les difficultés seront extrêmes. Lorsqu'on a affaire à une rupture spontanée de la rate, —et je prends cet exemple, parce que l'ayant observée trois fois je l'ai étudiée davantage,— on peut, s'aidant des anamnestiques, arriver à indiquer l'origine des accidents qui se développent ; mais cela n'est pas aisé, et le plus souvent, pour ne pas dire toujours, le diagnostic est posthume. Or, s'il en est ainsi pour un organe volumineux, que sera-ce lorsqu'il s'agit de la trompe, qui, par sa position profonde, son petit volume, sa vitalité obscure, échappe à nos moyens d'investigation.

Bien que mieux connus, les phénomènes de l'hémorrhagie ne présentent pas des caractères tellement tranchés qu'ils ne puissent être d'appréciation parfois embarrassante. On a vu qu'on avait pensé à un empoisonnement : on verra bientôt ce soupçon grandir et motiver l'autopsie médico-légale.

OBSERVATION XV.

Une femme d'environ 36 ans, menstruée à 15 ans, mais sujette aux fleurs blanches, avait eu, il y a quelques jours, une perte sanguine, lorsque, le 13 septembre 1846, après être sortie avec son fils unique, âgé de 2 ans, pour s'amuser à voir danser en plein vent, elle ressentit tout à coup une sorte de colique dans le bas-ventre, avec un sentiment de défaillance, ce qui la fit de suite rentrer. Arrivée chez elle, elle prit un peu de pain, quelques noix et deux ou trois figues vertes ; puis se mit au lit, se sentant de plus en plus défaillir. Là, les douleurs abdominales et le refroidissement des extrémités, accompagnés de vomissements d'abord de matières alimentaires, puis glaireux et bilieux, n'ayant fait que croître dans la soirée, le mari, inquiet, lui offrit, vers onze heures de la nuit, d'appeler un médecin ; mais elle refusa, disant qu'elle était habituée à avoir ainsi de temps en temps de ces coliques, et que probablement cela se passerait tout seul.

Mais les symptômes, loin de s'amender, devenant de plus en plus alarmants, la malade ayant des syncopes souvent renouvelées, le mari fit venir à une heure du matin un officier de santé qui, embarrassé, prescrivit avec des émollients une potion éthérée et opiacée. Au point du jour, les symptômes n'ayant pas l'air de s'aggraver, et la malade, tout en s'affaissant de plus en plus sans se plaindre presque, ne manifestant point le désir de revoir le médecin, celui-ci ne revint qu'à midi, c'est-à-dire au moment à peu près où, sans agonie aucune, elle venait d'expirer après quelques légères convulsions.

Cette mort, survenue vingt heures après le début des accidents, fit croire à un empoisonnement, et trois médecins, parmi lesquels M. Pauli, narrateur du fait, furent commis à l'autopsie.

Dans l'abdomen, et surtout dans le petit bassin, existait un vaste amas de sang noir, partie liquide, partie coagulé.

L'utérus, long de 7 centimètres sur 4 à 5 de large, était vide et légèrement hypertrophié; la muqueuse tomenteuse, ramollie, était recouverte par une couche de mucosités çà et là légèrement sanguinolentes.

La trompe gauche avait le volume d'une plume d'oie, et environ 4 centimètres d'étendue[1].

La trompe droite avait la grosseur d'un doigt médius assez fort; elle pouvait avoir 4 ou 5 centimètres de long sur 2 de diamètre; en avant et à un centimètre de son extrémité terminale, existait une déchirure transversale, déchiquetée et frangée, de 0,015. Les bords étaient écartés d'un millimètre et les parties voisines infiltrées de sang; les parois étaient épaissies et contenaient un caillot de sang noir. (*Gazette des hôpitaux*, 1847, pag. 135.)

A l'inverse de ce qui a été jusqu'à présent noté, la déchirure a porté sur la partie externe de la trompe. On ne saurait dire à quoi cela tient, mais l'on n'en doit pas moins regarder ce siége comme exceptionnel.

[1] Il y a eu probablement erreur dans la mensuration, car les trompes ont au minimum le double de la longueur indiquée.

Dans la partie externe, le calibre est plus considérable et le sang trouve un passage facile par le pavillon ; dans la partie interne, au contraire, le calibre est rétréci et d'autant plus qu'on se rapproche de l'*ostium uterinum*; or, ces conditions anatomiques, en mettant entrave au cours du sang, me paraissent favoriser la rupture et lui donner pour siége ordinaire la partie interne de l'organe.

OBSERVATION XVI.

La femme R..., nourrice, vivait avec son mari dans un état habituel de mésintelligence. Il s'éleva entre eux, dans la soirée du 16 octobre 1820, une vive altercation, à la suite de laquelle elle se saisit d'une chaise et la lança avec effort. La nuit fut très-orageuse. Le lendemain, à cinq heures du matin, R... part pour son ouvrage ; sa femme se met à faire du pain et quelques flans de prunes, dont elle mange avec ses enfants.

A onze heures du matin, elle est saisie de coliques violentes accompagnées de vomissements ; elle rend les aliments qu'elle avait pris, les vomissements et les selles se succèdent avec une rapidité effrayante ; le ventre se gonfle, les douleurs redoublent; elle est en proie à des anxiétés inexprimables ; elle a des sueurs froides, le hoquet, des syncopes, et expire au milieu d'horribles convulsions, sept heures après le début.

Le soupçon d'empoisonnement plane sur la tête de son mari, et l'inhumation est faite dix jours après.

La peau, d'une blancheur singulière, ne présentait pas la moindre ecchymose.

L'abdomen, tuméfié, contenait plus de huit livres de sang ramassé en caillots dans l'hypogastre, pressant la matrice et la vessie, et refoulant en haut la masse intestinale.

La matrice était blanchâtre dans la texture et tout à fait exsangue ; elle contenait environ une demi-once de mucosités et pas une goutte de sang.

La trompe de Fallope droite porte, tout près de son insertion utérine, une perforation oblongue dont les bords, irréguliers et comme frangés, pouvaient avoir un pouce de circonférence : cette ouverture était entourée d'une auréole rougeâtre d'environ trois lignes de rayon. Le reste était sain. (*Nouvelle bibliothèque médicale*, mars 1823, tom. I.)

Quelque incomplète que soit cette observation, rapportée par M. Godelle, médecin à Soissons, au point de vue des lésions anatomiques, elle doit être rapprochée des précédentes, avec lesquelles elle présente la plus grande analogie.

Des soupçons existent encore dans la suivante, mais ce n'est point là le fait capital. La coexistence avec l'accouchement est le point exceptionnel sur lequel on se borne à appeler l'attention.

OBSERVATION XVII.

Mensis novembri die 18, hora secunda pomeridiana, enititur ancilla 23 annorum, Maria Elisabeth Heisingern, fœtum mortuum, et hora quinta post moritur. Quum et in hoc casu suspicio assumpti veneni subesse vellet, sectio corporis judicialiter facta est. Statim autem externe in sinistro abdominis latere livor expansus conspiciebatur. In aperto abdomine præsto erat conspicua quantitas sanguinis tenuis, floridi et aquosi. Uterus adhuc expansus erat, et, in interioribus, nigris cruentis fibris obsitus. Tuba dextri ovarii erat lacerata et contusa, sinistri lateris erat illæsa.

Paucis ante obitum diebus, vehementi iracundia exarsit extincta contra suum sponsum; cui, die 17 dicti mensis, vespertino tempore, supervenit, incertum an lypothymia vel vertigine, lapsus de sella in ferrum ad collum pertinens, ex dextro maxime latere: adhinc statim mente et loquela privata convulsa abortivit et brevi post ex hac vita emigravit. (Baudelocque; *Hémorrhagies internes de l'utérus*, pag. 167, 1831.)

En résumé, les causes spéciales des hémorrhagies tubaires nous échappent; quant aux causes occasionnelles, on a pu voir, par les observations citées, le coït, la colère, le début d'une fièvre éruptive, un avortement, un accouchement, être successivement signalés : leur variabilité est en somme tout ce qu'il y a à noter.

Du côté des symptômes, la similitude est plus complète, mais leur réunion n'est pas pour cela plus significative : on peut diagnostiquer qu'une hémorhagie s'effectue, on ne peut préciser l'organe affecté.

A en juger par notre exposé, la mort est à redouter; mais est-elle fatale? Je suis loin de le penser. Alors que le sang flue par l'*ostium uterinum*, la guérison est possible; elle n'est pas impossible s'il suit une autre voie. Sans doute, après être échappée aux dangers de l'hémorrhagie, la femme a à courir les chances d'une péritonite, mais à son tour cette inflammation peut être salutaire et servir à enkyster le sang extravasé.

§ 3.

Lorsqu'un corps étranger introduit dans nos tissus n'a pu être extrait, la nature tend à l'expulser; ou, si elle ne le peut, à l'isoler, à l'enkyster en un mot.

Une fois sorti de ses vaisseaux, le sang est un véritable corps étranger, et comme tel soumis aux mêmes lois. C'est là un phénomène aujourd'hui bien connu, se produisant en quelque point du corps que ce soit, et affectant partout une complète similitude. La tumeur qui en résulte a été diversement désignée suivant la région ; mais on a réservé le nom d'hématocèle rétro- ou péri-utérine à la tumeur du petit bassin produite chez la femme par l'enkystement du sang.

L'hématocèle péri-utérine a donc trois phases :

1° L'hémorrhagie;
2° L'enkystement;
3° Le travail intime du contenu.

Que l'hémorrhagie ait été lente et livrée à elle-même, ou rapide et jugulée par le traitement, le sang, au fur et à mesure qu'il s'est écoulé dans le petit bassin, s'est placé, soit sur les côtés, soit en arrière de l'utérus, refoulant en haut les anses de l'intestin grêle et déjetant en divers sens l'utérus et ses annexes.

Quelle que soit sa source, cet épanchement intra-péritonéal est soumis à des influences identiques. Le sérum est résorbé, et avec lui une partie du cruor, tandis que le reste se concrète en caillots résistants plus ou moins volumineux. Par sa présence, cette masse irrite la séreuse ; des fausses membranes sont engendrées : les unes filamenteuses passent au-dessus de la masse sanguine ; les autres, rappelant les brides du tissu cellulaire, cloisonnent la collection et la fragmentent en la parcourant. D'autres fois ce ne sont plus des adhérences fibreuses, mais bien une sorte de couenne qui, s'étalant en nappe, semble continuer le péritoine et a pu être prise pour lui. Tel est, par exemple, le cas de M. Voillemier[1]. Chez d'autres cette couenne manque, et les anses intestinales réunies, agglutinées entre elles, constituent la paroi supérieure du kyste.

L'utérus, tiraillé, incliné à droite ou à gauche, porté en avant ou en arrière, ne présente rien de fixe dans sa position.

Les annexes qui ont participé à l'inflammation sont plus ou moins méconnaissables ; les ovaires sont réduits à une coque ou bien ne peuvent être retrouvés ; les trompes ont tantôt leur pavillon froncé, leur parcours en partie oblitéré ; tantôt elles sont dilatées, déchirées et contiennent un caillot de sang. Je le répète, les lésions varient pour chaque cas, pour chaque sujet, et elles sont d'autant plus prononcées que la maladie est plus ancienne et que la péritonite a été

[1] Voisin ; *loc. cit.*, pag. 98.

plus persistante et surtout plus sujette à récidive. Dans ces dernières conditions la détermination de la source est chose impossible, ou bien elle est hérissée de difficultés.

Lorsque j'abordai ces recherches, ces particularités étaient présentes à mon esprit; aussi, négligeant tout ce qui avait été écrit sur l'hématocèle, je cherchai ailleurs la solution du problème qui me préoccupait. Ne voulant subir aucune théorie, n'accepter d'autres influences que celles des faits, je m'attachai à déterminer les sources des hémorrhagies du petit bassin et à préciser leurs caractères anatomiques.

Cette marche a permis d'admettre une hémorrhagie tubaire en dehors de toute conception, de rejeter le reflux du sang utérin par les trompes; elle va encore aider à apprécier quelques autres opinions.

Dans un paragraphe de quelques lignes, M. Tardieu a cité deux hémorrhagies intra-pelviennes. Nous n'en aurions pas tenu compte si M. Voisin, en les rappelant, n'avait, depuis lors, ajouté quelques détails, pag. 54.

« La première femme était mariée depuis trois semaines. De l'aveu du mari, la maladie put être attribuée à des excès de coït.

» La seconde était une jeune juive, qui tomba frappée à la suite d'excès de coït commis avec des étudiants. »

La troisième, enfin, observée après la publication de

la note, aurait succombé après avoir reçu sur la hanche gauche un coup de pied de son mari.

« M. Tardieu a, dans ces trois cas, examiné les ovaires, et il n'y a rien trouvé qui pût expliquer l'hémorrhagie; pour lui, il croit qu'elle est due à une exhalation sanguine de la surface interne de la cavité pelvienne. »

Quelque estime que nous professions pour la concision, portée à ce degré nous pensons qu'elle est un défaut. On le comprendra sans peine, l'exhalation sanguine d'une séreuse à l'état normal est chose trop extraordinaire pour être admise sur la foi de récits aussi écourtés. Dans mes lectures, je n'ai rencontré qu'un cas identiquement interprété, et, quoique plus complet que les précédents, il est passible des mêmes reproches [1]. L'auteur, M. Lechaptois, n'a, pas plus que M. Tardieu, noté l'état des trompes; c'est regrettable, car il est presque certain qu'elles ont été le point de départ de ces hémorrhagies.

Dans d'autres circonstances, les trompes ont été examinées; et quoiqu'on ait constaté des lésions caractéristiques (dilatation, déchirure, caillots), on les a diversement expliquées.

Tantôt on a évoqué le reflux du sang utérin, tantôt on a converti les trompes et leur pavillon en pompe

[1] Archives de médecine, 1839, tom. V, pag. 230, et Bulletin de l'Académie de médecine.

aspirante (Bright, *Gaz. des Hôpitaux*, **1840**, pag. 9), ou bien encore on a mis en jeu la projection possible du sang à l'intérieur de ces organes. Il est superflu de revenir sur la première opinion; pour la seconde, nous dirons que si la trompe aspirait le sang, elle devrait aspirer la sérosité; pour la troisième, que le pavillon n'embrasse pas étroitement l'ovaire, que celui-ci peut être complètement sain, et qu'enfin fût-il malade, cela n'expliquerait pas la présence des caillots à l'intérieur de l'oviducte. M. Fenerly l'a bien saisi; aussi, à propos des deux cas rapportés dans sa thèse (Paris, 1855, n° 33), il s'est demandé s'il n'y aurait pas eu hémorrhagie tubaire et si l'épanchement n'avait pas eu cette provenance? A ces deux observations, on peut joindre aujourd'hui celles de M. Fauvel (*Bull. de la Société anatomique*, 1855) [1], et celles de M. Follin (*Bull. de la Société de chirurgie*, 1855, pag. 403) [2].

[1] Pour le dire en passant, ce n'est point là une hématocèle, mais une hémorrhagie de la trompe, avec cette circonstance, que l'*ostium uterinum* était obturé par une tumeur fibreuse.

[2] Depuis la présentation de ce qui précède à l'Académie des sciences (17 mai) et la publication des conclusions qui le terminaient dans divers journaux de médecine, un honorable professeur de la Faculté de Paris est venu leur fournir l'appui spontané de son talent (Gazette des hôpitaux, 22 juin). Malheureusement, ne connaissant pas les faits sur lesquels ces conclusions s'étayaient, il a émis des assertions que je ne puis accepter : ainsi s'il est vrai, que les hémorrhagies de la trompe jouent un rôle plus grand qu'on ne l'avait pensé jusqu'à mes recherches, il ne l'est pas moins que toutes les hématocèles sont accidentelles, et que les espèces ova-

§ 4.

Les hématocèles dues à cette source ne peuvent-elles être reconnues que sur le cadavre? Existe-t-il quelques signes qui puissent servir à les diagnostiquer sur le vivant? Telles sont les questions que j'ai agitées bien des fois et que je viens chercher à résoudre.

OBSERVATION XVIII.

Hémorrhagie de la trompe gauche; pavillon dilaté adhérent à l'ovaire par une membrane canaliculée; apoplexie de l'ovaire droit.

Sophie Bierry, domestique, native de Lusigny, département de l'Aube, est une femme de 38 ans, forte et robuste; entrée le 3 juillet à une heure du matin, elle meurt, dix heures après. d'une hémorrhagie méningée.

On ne peut obtenir aucun renseignement sur l'état des menstrues.

L'examen de l'utérus et les vergetures de l'abdomen indiquent qu'elle a eu pour le moins un enfant.

MM. Aubarret et Valette assistent à la dissection des organes génitaux ; ce dernier, interne à l'Hôtel-Dieu de Toulon, consigne les détails qui suivent :

Trompes.—A droite, la trompe contient un mucus blanc de lait; elle est fixée à la face antérieure de l'ovaire. Le pavillon est froncé et rappelle une synanthérée non encore épanouie. Deux

riques comme tubaires, s'accompagnent de troubles dans la menstruation. Quant aux hématocèles d'origine veineuse, je crois, sans pouvoir le démontrer, que les menstrues peuvent suivre leur cours accoutumé.

à trois kystes séreux, gros comme la tête d'une épingle, se rencontrent sur l'oviducte. La muqueuse, d'un rouge terne au voisinage du pavillon, est grise dans les deux tiers internes.

A gauche, la trompe a une coloration violacée, en quelque sorte ecchymotique; dans le tiers externe, elle a la grosseur de l'index; dans le reste de son étendue, elle a conservé son volume ordinaire.

Le pavillon, largement entr'ouvert, donne attache par son pourtour à une membrane tubulée qui, continuant celui-ci, vient le fixer à l'ovaire dans une étendue de 5 lignes de diamètre. Cette membrane circonscrit, en conséquence, un espace cylindrique et constitue un canal qui met l'ovaire et la trompe en communication permanente. Ce canal, la portion dilatée qui lui fait suite, contiennent du sang; le reste est rempli par des mucosités sanguinolentes qui, à la pression, viennent sourdre par l'*ostium uterinum*. La muqueuse tubaire est rouge noir; les plis radiés sont en partie effacés, par suite de la distension qu'ils ont subie. La paroi interne du canal est mince, finement injectée; elle est haute, suivant les points, de 8 à 10 millimètres; une coloration différente et l'absence des plis radiés la distinguent de la muqueuse du pavillon. L'espace circulaire que ce canal circonscrit sur l'ovaire ne présente pas de déchirure ni récente ni ancienne, mais deux vésicules de Graaf, dont l'une a le volume d'une aveline, et l'autre celui d'une cerise. Cette dernière a acquis son entier développement, et se fût déchirée aux premières règles.

En résumé, il y a eu là une hémorrhagie de la trompe, qui s'est vidée en partie par l'*ostium uterinum*, grâce à l'enkystement préalable du pavillon. Ce mécanisme et cette disposition sont identiques dans les kystes tubo-ovariques.

Ovaires. — Outre les vésicules précédemment signalées, l'ovaire gauche en présente quelques autres, mais plus petites: il y a des cicatrices nombreuses, des points noirâtres, tenant à l'hématoïdine altérée, et tout près de son bord supérieur une vésicule vidée, qui doit remonter à l'avant-dernière menstruation.

A droite, le volume est plus considérable et les altérations plus prononcées. Outre des cicatrices, des vésicules en voie d'évolution, un corps jaune très-beau et datant des dernières règles, on note tout près de la partie interne de l'ovaire une cavité aplatie, ayant 20 millimètres dans son diamètre transversal, 15 millimètres dans son diamètre longitudinal, et de 5 à 6 millimètres dans son diamètre antéro-postérieur. Cette cavité paraît de récente formation; la pseudo-séreuse qui la revêt est finement injectée et présente, par places, des ecchymoses noirâtres; elle contient du sang et des fragments de cruor. L'épaisseur des parois est à peine d'un millimètre.

C'est là, en résumé, une apoplexie de l'ovaire droit ayant même date, même cause que l'hémorrhagie de la trompe gauche.

Utérus. — L'utérus a les caractères d'un utérus multipare; le col est effacé et l'orifice déchiqueté. La muqueuse, d'un gris blanc, est parfaitement saine; au niveau de la corne utérine gauche on note quelques mucosités sanguinolentes, analogues à celles contenues dans la moitié interne de la trompe correspondante : j'ai déjà dit que, par la pression, on pouvait les faire sortir par l'*ostium uterinum*.

Les autres particularités de l'autopsie n'étant pas afférentes à mon sujet, je les néglige.

En montrant encore une fois la coïncidence de l'apoplexie de l'ovaire et de l'hémorrhagie tubaire, cette observation offre une particularité sur laquelle il importe de s'arrêter : c'est la présence de mucosités sanguinolentes dans la corne utérine gauche. Non-seulement elle indique la voie par laquelle la trompe se débarrasse de son contenu, soit physiologique [1], soit morbide ; mais elle établit, comme condition nécessaire dans ce dernier cas, l'enkystement.

Dans le cas présent, celui-ci était antérieur à l'hémorrhagie, dans d'autres il a pu être consécutif; mais s'est-il accompagné des mêmes circonstances? le sang altéré a-t-il suivi la même voie?

Interrogeons les faits.

« Elle était dans un bain lorsqu'elle expulsa, un » mois et demi avant sa mort, un caillot membraneux, » qui fut suivi d'un écoulement sanguin peu abondant. » Depuis cette époque, elle a rendu sans cesse une » petite quantité de sang mêlé à des matières sanieuses. » Elle compare cet écoulement à celui qui avait lieu » ordinairement le dernier jour de ses règles. La quantité » excrétée était plus considérable lorsqu'elle s'était » fatiguée, et s'accompagnait de douleurs expulsives [2]. »

Or, à l'autopsie, le col est perméable dans toute son étendue ; l'utérus contient du sang rutilant et non putréfié ; les trompes sont dilatées, et la droite ren-

[1] A la suite des règles, il y a hypersécrétion de mucosités qui se vident peu à peu par l'*ostium uterinum* ; leur viscosité et les mouvements vermiculaires de la trompe y contribuent. Les accidents imputés aux injections intra-utérines ne tiennent pas au passage du liquide dans la trompe, mais aux secousses imprimées à ces organes et à la chute de quelques gouttes de mucosités dans le péritoine.

[2] Archives de médecine, tom. XVII, pag. 135; 1848, 1re observation de M. Bernutz.

ferme un liquide qui, par sa couleur, ressemble à un mélange de sang et de pus, et quelques caillots brunâtres ayant la consistance de la gelée de groseilles. L'extrémité frangée du pavillon adhère tellement à l'ovaire, que les tractions amènent plutôt la déchirure du kyste que la désunion des deux organes. A gauche, les lésions sont à peu près identiques.

De ces divers détails, on est, ce me semble, autorisé à conclure que l'écoulement sanguinolent provenait des trompes.

OBSERVATION XIX.

Mme A... âgée de 30 ans, mariée depuis plusieurs années, sans enfants, a toujours été parfaitement réglée. La dernière époque menstruelle avait eu lieu le 7 décembre 1854, lorsque, le 17 janvier 1855, il survint tout à coup dans le bas-ventre des douleurs vives suivies d'une syncope, mais les règles ne parurent pas.

Le 5 février, mêmes douleurs suivies également d'une syncope, phénomènes qui se reproduisirent plusieurs fois dans l'espace de quelques jours et qui laissèrent à leur suite de la faiblesse et de la pâleur.

L'utérus n'avait point pris de développement anormal pouvant faire supposer la rétention du sang menstruel ; cependant il commença bientôt à s'écouler par le vagin, du sang noirâtre grumeleux et décomposé.

Pendant les premiers temps de la maladie, il y a eu du dégoût, des besoins fréquents de manger, des envies de vomir et un amaigrissement considérable. On crut à un commencement de grossesse, et plus tard à une fausse couche, mais rien ne vint confirmer cette pensée.

Le bas-ventre, surtout du côté droit, était le siége de douleurs profondes et quelquefois très-vives, s'irradiant dans l'aine. Ces douleurs parurent se calmer un peu, à mesure que le liquide sanguinolent s'écoulait au dehors; cependant elles étaient assez fortes pour rendre la marche impossible; le moindre mouvement brusque les augmentait, ainsi que la pression sur le ventre. Une application de sangsues produisit un soulagement momentané.

A part un certain empâtement mal défini, on ne découvrait dans le bas-ventre aucune lésion appréciable.

Au toucher vaginal, l'utérus est sain, le corps est peut-être un peu plus volumineux qu'à l'état normal; le col est entr'-ouvert, et laisse pénétrer l'extrémité du doigt.

Le 14 avril, l'écoulement brunâtre, formé par du sang altéré, fait place pendant quelques jours à du sang vermeil, ce qu'on attribue au retour des règles; il reprend ensuite, jusqu'au 11 mai, époque où reparaissent les règles.

Malgré sa faiblesse, la malade vint à Nantes. Ce voyage (plus de 20 lieues), fait en voiture, réveilla de vives souffrances, qui ne disparurent qu'après un repos de plusieurs jours.

En portant avec attention et aussi haut que possible le doigt derrière le col utérin, j'éveillai de la douleur, mais ne pus sentir aucune tuméfaction.

Du côté du bas-ventre, je ne trouvai rien autre chose qu'un certain empâtement diffus, ne permettant pas à la main de déprimer aussi facilement les parois abdominales à droite qu'à gauche.

L'écoulement de sang altéré continuait toujours, quoique moins abondant que par le passé.

Le 10 juin, les règles vinrent de nouveau, et furent suivies de l'écoulement ordinaire. Je pus constater moi-même la différence de nature du sang menstruel et de l'autre liquide.

Enfin, l'écoulement disparut complètement, quelque temps après les règles de juillet. Il avait duré près de six mois[1].

Malgré ce changement, malgré des progrès notables vers le retour de l'embonpoint et des forces, la moindre marche, surtout sur le pavé, causait dans le ventre et dans les aines des douleurs insupportables.

Au mois de septembre, MM. Danyau et Nélaton, consultés à Paris, partagèrent ma manière de voir et trouvèrent, ainsi que je le constatai moi-même au retour, une tumeur grosse comme un petit œuf. Cette tumeur, placée au-dessus du cul-de-sac rétro-vaginal, et assez difficile à atteindre, avait les caractères du phlegmon induré; elle avait probablement commencé à se former depuis la cessation de l'écoulement.

Des vésicatoires à l'hypogastre n'ayant pu être supportés, on fit usage de bains et d'injections alcalines; et, l'été suivant, la malade alla passer une saison à Vichy, où elle retourna encore en 1857.

Grâce à ces moyens, le volume de la tumeur et les douleurs abdominales diminuent d'une manière régulière, et la guérison complète ne tardera pas à être obtenue. (*Journal de médecine de la Loire-Inférieure*, 1858, pag. 49.)

Voici de quelle manière on peut interpréter cette remarquable observation d'hématocèle péri-utérine.

Le 17 janvier 1855, les douleurs vives dans le bas-ventre, la syncope, indiquent une hémorrhagie de la trompe; elle fut légère et, après avoir dilaté cet organe, provoqua des adhérences qui fixèrent le pavillon et enkystèrent le peu de sang écoulé. Le 5 février,

[1] C'est sans doute par erreur involontaire que M. Letenneur a écrit qu'elle avait duré près de sept mois.

nouvelle hémorrhagie, qui, se répétant plusieurs fois, développe progressivement la cavité. Ne pouvant s'écouler par le pavillon, le liquide sanguin a stationné, s'est décomposé et est venu sortir par l'*ostium uterinum*. L'étroitesse du conduit, la répétition des hémorrhagies, expliquent la lenteur de la cure. L'absence de tumeur et d'accidents graves s'explique encore par les hémorrhagies légères qui se sont succédé; enfin leur date montre qu'elles sont indépendantes et de l'hémorrhagie vésiculaire, comme le pense M. Letenneur, et de l'hémorrhagie tubaire physiologique.

Ce serait donc là une hématocèle tubaire diagnostiquée sur le vivant [1].

L'écoulement sanguinolent a, dans le cas qui nous occupe, une grande valeur; mais il ne faudrait point en exagérer la portée ni surtout en fausser la signification. Pour l'apprécier, il faut se rappeler qu'il peut exister sans être sous la dépendance d'une hématocèle tubaire, et qu'il peut manquer alors que celle-ci se rencontre.

L'écoulement sanguinolent par l'utérus n'est point

[1] M. Gallard a publié, dans l'Union médicale (1855, pag. 539), une observation susceptible d'une pareille interprétation. Ainsi, écoulement sanguinolent d'abord, puis écoulement roussâtre qui précède de trois semaines le retour des règles et persiste après leur disparition. Le début est celui de l'hématocèle tubaire : les règles qui devaient venir ne viennent pas ; puis, dix jours après et pendant une époque égale, hémorrhagie abondante.

chose rare, et pour ma part j'ai eu occasion de le rencontrer plusieurs fois. Qu'une cause, soit physique soit vitale, détermine la rétention du sang menstruel, et l'on verra l'expulsion des caillots s'accompagner d'un écoulement de ce genre : il pourra être plus ou moins prolongé, mais les antécédents, l'absence de tumeur intra-pelvienne, le développement de l'utérus, permettront de le rattacher à sa vraie cause. Il suffit de signaler la possibilité de cette erreur, pour l'éviter.

Quelles sont les conditions nécessaires à cet écoulement ? L'enkystement du sang, soit antérieur soit consécutif. Supposez que le sang ait complètement abandonné les trompes, que celles-ci se soient vidées en entier dans le petit bassin, et l'écoulement ne pourra avoir lieu et l'hématocèle ne pourra par suite être distinguée. Les deux observations de M. Fenerly rentrent-elles dans cette catégorie ? Je n'ai point les détails sous les yeux et ne puis le décider. Quant à celle de M. Follin, la malade ne paraît point avoir été examinée pendant la vie à ce point de vue; telle est du moins l'impression que m'en a laissé la lecture.

Il serait fastidieux d'insister davantage; je me borne, en terminant, à appeler l'attention sur ce signe, afin qu'on en juge définitivement la valeur.

1° La trompe de Fallope peut être le siége de deux hémorrhagies : l'une physiologique, l'autre morbide.

2° La première, constituée par quelques gouttes de

sang, peut être notée soit sur les deux trompes, soit sur celle qui correspond à la vésicule rompue.

3° Survenue avant ou après les règles, la seconde laisse des effets plus marqués ; la muqueuse revêt une teinte ecchymotique, et l'organe, plus ou moins dilaté dans sa moitié externe, renferme des caillots sanguins ; il peut encore être rompu.

4° Dans ce dernier cas, le sang s'est épanché dans le bassin ; dans les autres, il peut avoir suivi cette voie ou bien avoir flué vers l'utérus.

5° Ce parcours, qui est, sinon le plus habituel, du moins le plus favorable, peut se combiner avec les précédents et faire croire au passage du sang de l'utérus à l'abdomen, passage qui n'a lieu qu'alors que le col ou le vagin sont oblitérés depuis plusieurs années.

6° Si la mort n'est pas la suite de l'hémorrhagie, le sang intra-péritonéal peut s'enkyster et constituer une hématocèle.

7° A en juger par les faits relevés, l'hématocèle tubaire est fréquente.

8° Elle peut coïncider avec une apoplexie de l'ovaire.

9° En l'absence de rétention du sang menstruel, un écoulement persistant de matières sanguinolentes par l'utérus, permet de diagnostiquer l'hématocèle tubaire.

CHAPITRE VI.

DU THROMBUS INTRA-PELVIEN.

On connaît les changements qui surviennent à la puberté; ils sont de deux ordres : les uns portent sur toute l'économie, les autres sont afférents aux organes de la génération. Tant que la jeune fille est impubère, l'utérus et les annexes restent dans un état de torpeur ; à 12 et même à 13 ans, il n'est pas rare de les rencontrer tels qu'ils étaient à la naissance ; mais aux approches de la puberté ils ont un développement rapide, en rapport avec les fonctions qu'ils vont être appelés à remplir. A cette époque de la vie, les vaisseaux suivent une marche analogue ; comme nous allons nous en occuper exclusivement, qu'on nous permette de rappeler la distribution anatomique des vaisseaux à sang noir.

§ 1er.

Après leur naissance, dans l'intérieur du stroma, les veines s'unissant entre elles forment, le long du bord inférieur de l'ovaire, un plexus de forme allongée, à grosse extrémité tournée en dehors, et à extrémité interne longeant le ligament ovarique et arrivant jusqu'à l'utérus. Ce lacis veineux, composé d'un tissu analogue à celui du bulbe du vagin, désigné à ce titre sous le nom de bulbe de l'ovaire, serait susceptible d'une certaine turgescence ; de là, un état d'érection qui concourrait aux phénomènes de l'ovulation et de la fécondation.

Quoi qu'il en soit de cette opinion, émise par Traer, le fait anatomique est incontestable, et d'autant plus facile à vérifier qu'on le recherche sur des femmes multipares ou bien encore sur des filles publiques. Poursuit-on la dissection, on voit que ce bulbe s'abouche en dedans avec les veines utérines et, par leur intermédiaire, avec les veines vaginales, le bulbe du vagin et les corps caverneux du clitoris ; tandis qu'en dehors il fournit les veines ovariennes proprement dites. Peu après leur émergence, ces dernières reçoivent les veines du ligament rond, de la trompe, parfois aussi celles de l'utérus, et, après s'être anastomosées plusieurs fois entre elles, forment un cordon qui, en tout analogue au plexus pampiniforme, va se jeter à droite dans la veine-cave inférieure, à gauche dans la veine rénale correspondante. Placées d'abord dans l'épaisseur du ligament large, puis au-dessous du péritoine, qui se réfléchit du psoas iliaque dans le bassin, ces diverses veines sont entourées d'un tissu cellulaire lâche qui soutient mal leurs parois ; d'autre part, comme elles ont de rares valvules, on parvient assez facilement à les injecter.

§ 2.

De même que les veines de la vulve et du vagin, dans certaines conditions données, peuvent se rompre et constituer un thrombus ; de même aussi le plexus utéro-ovarien, et sous ce nom je comprends le bulbe de l'ovaire et l'analogue du plexus pampiniforme, peut être affecté d'un pareil accident. L'analogie l'indiquait, et les faits viennent en assez grand nombre témoigner de l'existence de ce thrombus intra-pelvien.

OBSERVATION XX.

Une femme de campagne, âgée de 30 ans, d'une forte constitution, enceinte de cinq mois, monta sur une charrette qui venait à la ville, distante de son domicile d'environ deux lieues. La violence des secousses et des cahots de la voiture lui causait de grandes douleurs, surtout au côté droit de l'abdomen. A son arrivée à la ville, elle se mit aussitôt sur un lit pour se reposer de ses fatigues ; mais bientôt il survint des faiblesses, des défaillances, des sueurs froides, et cette femme mourut tranquillement dans l'espace de trois heures. Les viscères des différentes cavités splanchniques étaient dans l'état naturel, si ce n'est que l'utérus était développé et contenait un fœtus d'environ cinq mois. Il y avait, dans la partie profonde de l'abdomen, du côté droit, sous le péritoine, une grande quantité de sang noir, en partie fluide, en partie coagulé, qui était infiltré, ramassé en un foyer, et formait une longue et large tumeur qui, de la fosse iliaque du côté droit, s'étendait jusqu'à la hauteur du rein et avait près de cinq pouces de largeur. La quantité de sang extravasé fut évaluée à près de trois livres; il provenait de la rupture d'une veine de l'ovaire droit[1].

L'identité des effets implique l'identité des causes. «Pendant la grossesse, écrit Murat, on a vu plus d'une fois les veines des ovaires variqueuses, et dilatées à un tel point qu'elles excédaient la grosseur du petit doigt.» Pour être active, cette circonstance ne saurait être admise, à l'exclusion de toute autre. Pareille rupture peut survenir en dehors de cet état, et une des causes les plus fréquentes peut-être, quoique aussi la moins avouée, se trouve dans les excès du coït. C'est là l'opinion de M. Velpeau à l'égard des tumeurs sanguines de la vulve, et je l'adopte pleinement, en ce qui concerne le thrombus intra-pelvien, quoique je n'aie, pour étayer cette assertion aucune preuve à fournir. Dans d'autres cas, l'accident s'observe au milieu des apparences de la santé, et les causes, soit prochaines, soit éloignées, échappent complètement.

OBSERVATION XXI.

Une dame veuve, d'une constitution robuste, d'un tempérament sanguin, âgée de 29 ans, mère de deux enfants, jouissait habituellement d'une parfaite santé. A l'occasion d'un bal qu'elle donnait chez elle, elle se fatigua beaucoup en s'occupant des

[1] Chaussier; Recueil de mémoires, consultations et rapports sur divers objets de médecine légale. Paris, 1824, in-8°, pag. 397. M. Jacquemier rapporte sans indication une observation qui me paraît être celle-ci avec quelques variantes.

divers préparatifs de la fête. Néanmoins, elle avait déjà commencé à danser, quand elle éprouva une défaillance subite. On l'emporte hors de la salle, on la place sur son lit, et une demi heure s'était à peine écoulée qu'elle avait cessé d'exister.

A l'ouverture de l'abdomen, on trouva une couche large et épaisse de sang coagulé, recouvrant tous les viscères de cette cavité. Au-dessous d'elle, tous les organes du ventre furent trouvés dans l'état sain. Comme le sang remplissait en même temps l'excavation du petit bassin, on l'enleva avec précaution et l'on découvrit de la sorte que le *plexus veineux pampiniforme du côté droit était variqueux et présentait une déchirure*. (Gottfried Fleischmann, *Leichenoffnungen*. Erlangen, 1815, in-8o, pag. 192. — *Mém. inéd. de la Soc. méd. d'émulation*, cité par Ollivier (d'Angers.)

L'observation suivante, plus circonstanciée, a été communiquée par le docteur Leclerc aux *Archives générales de médecine* (1828, tom. XVIII, pag. 281).

OBSERVATION XXII.

Mme B..., âgée de 28 ans, d'une faible constitution, ressentait depuis six ans, dans l'abdomen, un peu au-dessus de la région inguinale gauche, des douleurs sourdes qu'elle attribuait à un coup qu'elle s'était donné dans cette partie, en se heurtant contre le coin d'une table ; du reste elle n'avait eu pendant ce laps de temps que quelques légers malaises pour lesquels elle se faisait appliquer quelques sangsues aux cuisses. Il y a quatre ans, elle accoucha naturellement d'une fille bien constituée. A dater de cette époque, elle crut être atteinte d'un ulcère à la matrice ; MM. Dubois et Boyer consultés ne découvrirent rien. Ses craintes étaient presque entièrement évanouies, quand, il y a deux mois, elle sentit se réveiller les douleurs abdominales dont nous avons déjà parlé ; quinze jours après, ses règles, qui avaient souffert un léger retard, reparurent avec tant d'abondance et durèrent si longtemps, qu'elle crut avoir fait une fausse couche. Depuis lors, jusqu'à la nouvelle époque menstruelle, Mme B... se plaignit plus fréquemment de sa douleur de bas-ventre qui devait, disait-t-elle, lui jouer un mauvais tour; cependant sa santé ne paraissait nullement en souffrir, ses seins et son ventre lui semblaient augmenter de volume, ce qui, joint à un nouveau retard de trois ou quatre jours, lui donnait lieu de présumer qu'elle était enceinte. Telle était sa position, quand, le 9 août, en portant un fardeau au-dessus de ses forces, elle ressentit dans le bas-ventre une douleur vive, mais qui ne fut que momentanée ; le 10, elle s'était levée de bonne heure ; sur les neuf ou dix heures, elle avait mangé quelques fruits et pris une tasse de café ; elle ne se plaignit de rien, quand une heure après et tout à coup, elle éprouva une syncope qui dura longtemps et fut suivie de coliques affreuses et d'autres syncopes qui se succédèrent tour à tour. Je ne pus voir la malade qu'à deux heures de l'après-midi : je la trouvai en proie aux coliques les plus vives ; son pouls était d'une petitesse qui le rendait presque imperceptible ; son corps offrait une pâleur générale, il était froid et recouvert de sueur. La pression exercée sur le ventre n'ajoutait rien à l'intensité des coliques, il n'était que peu tendu. Les syncopes et les vomissements se renouvelèrent en ma présence ; les matières rendues étaient claires, et contenaient seulement quelques morceaux de prunes ; bientôt la malade, sans le sentir, laissa aller sous elle, son pouls ne battit plus qu'à des intervalles éloignés, elle s'agita dans son lit, ses discours peignirent l'horreur de sa position, et elle expira peu après.

Le cœur ne contient pas de sang dans ses cavités; ses parois sont molles, minces et affaissées. A l'ouverture de l'abdomen, il s'écoule une quantité considérable de sang et de caillots ; la surface externe des intestins, l'épiploon, le mésentère, presque tout le péritoine offrent une teinte de sang due à l'imbibition cadavérique de ce liquide. La rate est très-petite, ramollie, et crépite. L'estomac et les intestins sont sains, leur muqueuse est pâle. Le foie est coriace, décoloré et petit. La veine-cave inférieure, au lieu de sang, contient de l'air. L'aorte est vide et d'une petitesse remarquable. Ce n'est qu'après de nombreuses recherches que l'on découvre le point par lequel s'est échappé le sang : c'est, à ce qu'il paraît, par une ulcération circulaire, d'une ligne environ de diamètre, que présente une grosseur développée dans l'épaisseur de l'aileron antérieur du ligament large et gauche de la matrice ; cette tumeur a un volume à peu près double de celui de l'ovaire ; elle contient des caillots fibrineux, les uns blanchâtres, les autres d'un rouge obscur; un vaisseau artériel ou veineux vient se rendre dans cette cavité, formée en partie par le péritoine et le tissu cellulaire qui entre dans la composition du ligament large. L'utérus est sain, double de son volume ordinaire; sa substance est décolorée.

M. Richet, auquel on doit d'avoir appelé dans ces derniers temps l'attention sur ce point, a insisté sur la dilatation préalable que subissaient les vaisseaux veineux. Son *Anatomie médico-chirurgicale* [1] étant entre toutes les mains, je ne reproduirai pas ses réflexions *in extenso*, mais je remarquerai qu'il a exagéré la part de la dilatation veineuse. J'ai examiné bien des fois les vaisseaux qui constituent le plexus utéro-ovarien, et quelque nombreux qu'eussent été les accouchements antérieurs, je n'ai jamais noté une dilatation analogue à celle qu'il a observée. C'est là

[1] Page 735.

un cas tout exceptionnel, une circonstance favorable à la rupture, mais point indispensable, et à l'appui on n'a qu'à se rappeler les faits déjà cités.

Dans un *Mémoire sur une source peu connue d'hémorrhagie*[1], Ollivier (d'Angers) a signalé la coïncidence du thrombus intra-pelvien avec une grossesse extra-utérine : voici rapportée avec tous détails cette observation, curieuse à plus d'un titre.

OBSERVATION XXIII.

Grossesse tubaire. Plexus des veines variqueuses dans l'épaisseur du ligament large; rupture d'une de ces veines. — Mort au bout de sept heures.

Pierrette Vincent, âgée de 28 à 29 ans, depuis longtemps dans un état valétudinaire, éprouva une perte vers le commencement d'avril, pour laquelle elle alla consulter un charlatan. Malgré les pilules qu'il lui prescrivit, la perte n'en continuait pas moins, quand elle ressentit tout à coup, le 9 mai 1834, à deux heures de l'après-midi, des douleurs de ventre avec hoquet, syncopes, vomissements, froid des extrémités, décoloration de la peau, en un mot tous les symptômes d'une hémorrhagie interne; les accidents persistèrent, nonobstant traitement, et la mort eut lieu le soir même à 9 heures.

L'autopsie médico-légale fut faite vingt et une heure après.

Décoloration générale de la peau, peu d'amaigrissement, ventre énormément tuméfié, mais particulièrement dans la région hypogastrique, qui fait une saillie conoïde très-prononcée. En incisant les parois abdominales, il s'écoule une quantité con-

[1] Archives de médecine, 1834, tom. V, pag. 404.

sidérable de sang noir liquide, encore tiède. Tous les intestins, distendus par des gaz, sont soulevés par une masse énorme de sang coagulé qui remplissait toute l'excavation du bassin, formant un caillot dense et noirâtre encore chaud, du poids de quatre livres environ. Au-dessus de l'ovaire droit nous trouvâmes une tumeur ovoïde, longue de deux pouces et demi à trois pouces; d'un pouce et demi de diamètre environ, dirigée transversalement, de couleur brunâtre, contenue dans la trompe de ce côté, qui était ainsi fort élargie. Du côté de son extrémité libre, c'est-à-dire, du pavillon, cet orifice complètement fermé, était remplacé par un petit prolongement conique qui semblait être formé par la réunion de toutes les dentelures du pavillon qui adhéraient entre elles, sorte de cicatrice rayonnée dont la disposition était assez analogue au froncement de l'enveloppe de l'extrémité d'un saucisson. Du côté de l'utérus, le reste de la trompe, dont la longueur était d'un pouce environ, après s'être rétréci progressivement, conservait le volume d'une plume ordinaire. Le conduit de cette trompe était libre et plus dilaté que celui de la trompe gauche.

Vers le milieu de la longueur de la tumeur qui vient d'être décrite, et à travers l'épaisseur de son enveloppe séro-fibreuse, on remarquait, dans l'étendue circulaire d'une pièce de cinquante centimes environ, une teinte bleuâtre plus foncée, évidemment formée par un liquide coloré, immédiatement sous-jacent. L'incision mit a nu une masse spongieuse analogue au placenta, et un embryon de quatre à cinq semaines de conception.

L'ovaire droit, plus volumineux que le gauche, était surmonté par une large vésicule, à parois opaques un peu affaissées sur elles-mêmes, contenant un liquide glaireux, blanchâtre, au centre duquel était une matière jaune, concrète, très-distincte.

L'utérus n'offrait pas un développement correspondant à celui de l'œuf que renfermait la trompe; le volume de son corps était ordinaire, mais le col était très-allongé ; sa cavité plus ample, remplie d'un mucus rougeâtre. Les parois de cet organe avaient peu d'épaisseur, elles n'étaient pas injectées de sang, elles étaient plutôt blanches, de même que celles de la cavité du corps utérin, qui ne contenait aucun vestige de membrane caduque.

Dans l'épaisseur du ligament large, commun à la trompe et à l'ovaire droit, existait un plexus veineux rempli de sang noir et coagulé : chaque rameau veineux, de la grosseur d'une plume à écrire, offrait dans son trajet plusieurs étranglements analogues à ceux qui correspondent à l'insertion des valvules. Ces veines communiquaient entre elles par de fréquentes et larges anastomoses; il y avait une véritable dilatation variqueuse des parois de ces canaux veineux; l'un d'eux était le siége d'une rupture très-circonscrite qui avait donné lieu à l'hémorrhagie mortelle que l'autopsie nous avait fait constater. Il n'existait rien de semblable dans le ligament large du côté opposé.

Pour nous résumer en peu de mots, toute congestion vers le petit bassin favorisera plus ou moins activement la rupture du plexus utéro ovarien.

Survenue en dehors de la grossesse (4 fois), pendant le cours de la grossesse normale (1 fois), la grossesse extra-utérine (1 fois), le travail de l'accouchement ou après (10 fois)[1], cette rupture a pour

[1] On a observé, à la Maternité de Paris, un cas de rupture d'une veine iliaque, un autre d'une des veines du ligament large (Procès-verbaux de la distribution des prix). On trouve, dans l'ouvrage de Merriman, un cas semblable, et M. Blizard (Journal du Progrès, tom. I), cite un autre exemple de rupture d'une veine du ligament large pendant l'accouchement. On peut rapprocher des

effet immédiat une hémorrhagie. Celle-ci sera d'abord sous-péritonéale ; elle ne deviendra intra-péritonéale que consécutivement ou bien si, la fluxion étant active, le cours du sang considérable, la séreuse cède du premier coup.

On le conçoit, dans ces dernières conditions l'hémorrhagie sera le plus souvent, pour ne pas dire toujours, mortelle, et c'est ce qui explique le nombre de faits de ce genre que j'ai pu relever; tandis qu'au contraire, si l'hémorrhagie reste extra péritonéale et s'arrête d'elle-même ou par les secours de l'art, la cure

observations précédentes, les faits rapportés par Schmucker, Botal, Smellie, Ruysch, Haller, etc., qui constatent dans la cavité abdominale de femmes enceintes, des épanchements considérables de sang, sans qu'on ait trouvé des traces de déchirures pour expliqueer ces hémorrhagies mortelles. Il est très-probable que ces épanchements ont été produits par une déchirure des veines; cette lésion peut échapper à un observateur qui ne serait pas très-attentif. On ne peut, dans tous les cas, dire avec quelques-uns de ces auteurs, que le sang ait reflué de l'utérus dans la cavité abdominale par les trompes utérines. (Jacquemier; Mécanisme des hémorrhagies; Archives, 1839, tom. V, pag. 324.)

Le même auteur, dans son Traité d'accouchements (tom. II, pag. 325), à propos du thrombus de la vulve, parle d'une hémorrhagie mortelle, survenue après une incision pratiquée sur une tumeur qui s'étendait au loin dans l'abdomen. Il ajoute : « elle » n'est survenue que le septième jour (Chaussier), dans la troi- » sième semaine (Baudelocque); mais ces deux cas, où l'hémor- » rhagie a été mortelle, n'appartiennent, pas, à proprement parler, » aux thrombus de la vulve; les foyers s'étendaient au loin dans » le bassin et il existait de grands désordres. »

sera plus facilement obtenue. Dans ce cas, le sang épanché se réunit en collection autour de l'utérus, et la tumeur qui en résulte tend vers des terminaisons diverses. Tantôt le sérum est résorbé, le caillot concrété en couches fibrineuses qui finiront par disparaître à leur tour et plus ou moins vite : il y a résolution, en un mot ; tantôt, au contraire, la tumeur s'échauffe, l'inflammation gagne le voisinage, et on a un véritable abcès sanguin.

Dans ces deux modes de terminaison, la guérison aura lieu le plus souvent ; obligée dans le premier, elle sera fréquente dans le second. Ces conditions expliquent le petit nombre d'autopsies que nous pouvons citer.

OBSERVATION XXIV.

Une femme, d'une très-petite taille, portant encore les marques extérieures du rachitis qui avait troublé les premières années de sa vie, vint accoucher au mois de septembre 1778. Son bassin me parut n'avoir que deux pouces et demi. La sortie du cordon ombilical ne permit pas de différer l'accouchement après l'évacuation des eaux. On tenta d'abord de l'opérer avec le forceps, mais on ne put y parvenir, ce qui obligea de retourner l'enfant, dont l'extraction fut pénible et laborieuse. Les suites de couches furent alarmantes dans les six premiers jours ; mais au quinzième, la femme parut assez bien portante, à la réserve de quelques douleurs, tantôt sourdes et tantôt lancinantes, vers le bas de la fosse iliaque droite, ce qui ne l'empêchait pas de rester levée toute la journée et de marcher librement.

Au vingt-deuxième jour, elle fut prise d'une perte tellement abondante, qu'en quelques minutes elle fut épuisée, et tomba de syncopes en syncopes, qui donnèrent les plus grandes inquiétudes. Des secours lui furent administrés à l'instant, et elle se rétablit encore assez bien, car elle se leva dès le lendemain. Le neuvième jour après cette perte, une nouvelle hémorrhagie reparut avec plus de force que la première; la femme étant debout, appuyée sur la croisée, tomba faible et mourut aussitôt.

A l'ouverture du cadavre, on trouva un foyer purulent dans le tissu cellulaire du muscle psoas droit, et un sac variqueux considérable, tapissé de concrétions sanguines, qui s'était ouvert avec cet abcès dans la partie supérieure et antérieure du vagin, à côté du col de la matrice, par un ulcère qui aurait admis l'extrémité du pouce.

La matrice était petite, compacte, ferme au toucher; son orifice très-étroit et sa cavité n'offrant aucune trace de sang, on a cru pouvoir assurer que l'hémorrhagie, qui avait eu lieu au vingt-deuxième jour des couches, comme celle qui avait fait mourir la femme au trentième, provenaient du sac variqueux, et non de la matrice même, comme on l'avait pensé tout d'abord. (Baudelocque; *Traité des accouchements*, 1833, tom. II, pag. 263, et *Journal* dit de Sédillot, tom. I. pag. 472. C'est cette version que j'ai rapportée.)

On le sait, la cicatrisation des plaies veineuses a vite lieu, et sans laisser des traces; il n'est donc pas étonnant que, dans l'observation suivante, on n'ait rien pu découvrir sur le plexus.

OBSERVATION XXV.

Une femme éprouva, il y a un mois environ, une vive douleur dans l'aine droite; il s'y manifesta une tumeur qui occupa au bout de quelque temps le tiers de la fosse iliaque. Cette tumeur était fluctuante. M. Robert y plongea un trocart et n'en put faire sortir que quelques morceaux de fibrine. On essaya d'arrêter le mouvement hémorrhagique à l'aide de la glace et d'une saignée ; mais la tumeur ne cessa pas de s'accroître et la malade a fini par succomber. A l'autopsie, on a trouvé une tumeur sanguine entre le péritoine et le *fascia iliaca*. Elle avait le volume d'une tête d'adulte et s'étendait jusqu'à l'ovaire, mais on ne put constater d'altération sur cet organe, comme sur les artères et la veine iliaque. Quant au plexus pampiniforme, on n'a pu y rien découvrir, car il était entièrement affaissé. (*Bulletin de la Société de chirurgie*, 1855, pag. 345.)

On le voit, hémorrhagie, résolution ou abcès, telles sont les terminaisons du thrombus intra-pelvien, et telles sont aussi celles de l'hématocèle péri-utérine. Si à ces considérations on ajoute l'identité de siége et de symptômes, on sera disposé à comprendre le thrombus intra-pelvien dans ce genre morbide, et à le décrire avec lui, jusqu'à ce qu'une étude symptomatologique plus précise permette de l'en séparer. Sur le cadavre la distinction est possible : l'absence d'altérations sur la trompe et l'ovaire, le siége surtout (extra-péritonéal), joint à l'éloignement de toute autre cause, sont tout autant de caractères qui permettront de le reconnaître. La certitude serait complète si l'on retrouvait la cicatrice veineuse ; mais à en juger d'après mes recherches, les traces en disparaissent si rapidement que le plus souvent elle fera défaut.

§ 3.

Tout récemment on a soutenu que l'hématocèle était exclusivement intra-péritonéale, et l'on a dit à propos de la distinction établie par M. Huguier dès 1851 : « Nous ne voyons pas pourquoi les auteurs cherchent aussitôt, la maladie à peine connue, à embarrasser son étude déjà difficile. » Quoique nous encourions le même reproche, nous chercherons à établir cette importante distinction.

Pendant longtemps on a cru que la rupture d'une vésicule de Graaf était le seul et unique point de départ des tumeurs sanguines du petit bassin, et, pour être conséquent avec cette hypothèse, on a posé en règle l'épanchement intra-péritonéal. A cet argument, qui est aujourd'hui renversé, et dont ce travail a fait pleine justice, on en a joint un autre qui a paru captieux au premier abord. On a dit : dans toutes les autopsies, l'épanchement a été trouvé intra-péritonéal, donc il en est ainsi pour tous les cas. Qu'on y réfléchisse bien, cette preuve n'est pas péremptoire. Elle a une tout autre portée que celle qui lui a été donnée ; elle signifie que lorsque le sang s'épanche au-dedans de la séreuse, les suites en sont plus périlleuses pour la femme. Voilà, si je ne me trompe, la seule et véritable valeur de ces nécropsies.

Au reste, l'assertion anatomo-pathologique est en

elle-même inexacte. — Dans le cours de ce chapitre j'ai cité des faits contraires (Chaussier, Baudelocque, Robert); - mais, toutes les autopsies fussent-elles d'accord, je n'en contesterais pas moins la logique du raisonnement.

Lorsqu'on lit un grand nombre d'observations d'hématocèle, on remarque certaines différences: ainsi, à côté d'une marche rapide vers la guérison, on constate une marche lente, encombrée de périls et d'incertitudes. Les symptômes sont en rapport: l'état du pouls, la douleur, la sensibilité des parois abdominales, la physionomie, varient suivant les sujets. Le toucher par le vagin, le palper abdominal, donnent des résultats contraires, suivant les cas; or, ces différences ne dépendent pas seulement de la constitution de la femme, de la quantité variable de sang, etc.; mais d'une différence dans le siége de l'épanchement.

Dans la variété extra-péritonéale, écrit M, Nonat, (*Gazette hebd.*, 1858), la tumeur descend jusque dans la cloison recto-vaginale; dans des cas, elle dépasse de 2 à 3 centimètres le museau de tanche; dans d'autres, elle peut arriver jusqu'à 3 centimètres de l'anus. En même temps le col de l'utérus est refoulé, porté contre les pubis; le corps de l'organe, s'élevant au-dessus de la symphise, est déplacé en masse, incliné en avant et distinct de la tumeur anormale. L'examen au spéculum permettra, si la tumeur est au début, de constater la teinte violacée du cul-de-sac vaginal : ce signe, sur lequel M. Huguier d'abord, et M. Nonat tout récemment, ont insisté, paraît des plus importants.

Dans la variété intra-péritonéale, cette coloration n'existera jamais. L'utérus aura une position variable, tantôt porté en avant, tantôt incliné en arrière, tantôt abaissé ou bien encore enclavé et ne pouvant être soulevé. La tumeur morbide pourra proéminer sur les côtés, soit encore en arrière.

Les distinctions de siége ne sauraient être oiseuses; elles ont une importance pratique incontestable ; elles influent grandement sur le pronostic et expliquent pour certains cas la guérison rapide obtenue.

Quel est le siége le plus fréquent, quelle est des sources établies la plus commune? Questions épineuses et difficiles à résoudre.

L'hémorrhagie des trompes de Fallope est toujours intra-péritonéale; l'apoplexie des ovaires et la rupture des plexus utéro-ovariens peuvent avoir l'un et l'autre siége, voilà ce que nous pouvons affirmer ; quant au reste, nous ne l'émettons que sous toutes réserves. Sans aucun doute, le sang provenant d'une déchirure veineuse peut sous certaines conditions se borner à décoller le péritoine; sans doute, il y a plus de guérisons que de morts; mais ce n'est pas une raison pour en rattacher les observations à une cause plutôt qu'à une autre. Dans notre mémoire à l'Institut, nous nous étions basé sur le chiffre des hémorrhagies recueillies, mais alors nous n'étions pas arrivé à diagnostiquer les hématocèles tubaires sur le vivant.

Aujourd'hui, si nous n'hésitons pas à dire que l'hématocèle tubaire est plus fréquente que l'apoplexie des ovaires, nous n'osons aller plus loin, car nous craindrions d'être contredit par de nouveaux faits. Le chiffre sur lequel nous agissons est trop restreint pour avoir force de loi.

Toutes les hématocèles sont susceptibles de récidives : c'est là un fâcheux privilége que l'hémorrhagie de la trompe possède au plus haut degré.

Comme considération ultime, disons que le thrombus intra-pelvien sous-péritonéal permet la fécondation et la grossesse : la fécondation, en ne lésant aucun organe essentiel ; la grossesse, en permettant à l'utérus de parcourir toutes les phases de son développement. Dans les autres hématocèles, la fécondation est encore possible quand l'ovaire et la trompe ont été lésés d'un seul côté, mais l'avortement sera à redouter par suite des adhérences que la maladie laisse après elle.

1° Survenue soit en dehors, soit dans le cours d'une grossesse utérine ou extra-utérine, soit pendant ou peu après l'accouchement, la rupture du plexus utéro-ovarien a mêmes causes, mêmes terminaisons que le thrombus de la vulve.

2° L'état variqueux n'est point nécessaire ; noté dans

quelques observations, il fait défaut dans le plus grand nombre.

3º L'hémorrhagie consécutive peut être intra- ou extra-péritonéale. Toujours mortelle dans le premier cas, rarement dans le second, elle laisse après elle une collection sanguine plus ou moins volumineuse, qui, siégeant à l'hypogastre, a mêmes symptômes, même terminaison que l'hématocèle péri-utérine.

4º Alors qu'elle est sous-péritonéale, elle est, de toutes les sources de ce genre morbide, la moins dangereuse pour la femme, comme aussi la plus innocente pour les fonctions de la génération.

APPENDICE.

Une hémorrhagie extra ou intra-péritonéale précède toujours l'hématocèle, mais ne la constitue pas ; pour qu'elle mérite ce nom, il faut que le sang contenu dans le bassin ait été enkysté, ou tout au moins présente un commencement d'enkystement. N'étaient ces caractères et cette condition de siége, tout épanchement intra-péritonéal serait une hématocèle, et à ce compte on pourrait y faire concourir les ruptures du foie, de la rate, de la matrice; on pourrait y rattacher les ruptures vasculaires, comme on l'a proposé dans une thèse récente, de sorte que l'hématocèle existerait chez l'homme ainsi que chez la femme.

Si on ne saurait admettre de pareilles origines, indépendamment de celles que nous avons étudiées, n'en existe-t-il pas d'autres dans le petit bassin lui-même; ne peut-on évoquer l'exhalation sanguine du péritoine, les grossesses extra-utérines? C'est ce qu'il reste à examiner.

En 1839, lors de la discussion soulevée à la Société médico-chirurgicale de Londres, Bright émit l'idée que le sang pourrait avoir été sécrété par le péritoine. Depuis, MM. Lechaptois et Tardieu ont eu et professé les mêmes opinions. J'ai dit ailleurs ce qu'il en fallait penser : le péritoine à l'état normal n'exhale pas du sang; ce phénomène ne se produit qu'alors qu'il est enflammé, et aux exemples cités par les auteurs il me serait facile d'en joindre quelques autres[1].

« *L'hématocèle n'est habituellement autre chose qu'une » grossesse extra-utérine, moins le produit de la concep- » tion*. J'accorde qu'une semblable expression est dé- » fectueuse, mais elle rend plus saisissable ce que je » veux exprimer, et je ne verrais qu'un moyen de la mo- » difier, ce serait de dire : *L'hématocèle est une ponte » extra-utérine*[2]. » Telle est textuellement la théorie formulée par M. Gallard. Je l'avoue, j'ai peine à en saisir le sens. Si c'est l'hémorrhagie vésiculaire qui est

[1] On a dit et répété : l'hématocèle est une péritonite hémorrhagique ; on eût été dans le vrai, si l'on se fût borné à dire que c'était une hémorrhagie suivie de péritonite.

[2] Gazette hebdomadaire, 1858, pag. 461.

incriminée, j'ai dit ailleurs ma façon de penser et j'y renvoie ; si c'est, au contraire, un kyste fœtal qui aurait été rompu, on devrait retrouver l'embryon au milieu du sang épanché. A ce que j'ai cru comprendre, ce n'est ni l'un ni l'autre, mais un état intermédiaire, et, d'après son auteur, une explication plus ou moins plausible des faits observés. Ainsi, on trouve une hémorrhagie des trompes : c'est là une grossesse tubaire ; on trouve une apoplexie des ovaires : c'est là une grossesse ovarique ; et pourtant, dans l'un et l'autre cas il n'y a ni embryon, ni ovule, ni vésicule déchirée, et, qui plus est, dans certaines observations il y avait impossibilité physique de copuler.

Quant aux tumeurs consécutives à la rupture d'un kyste fœtal, l'accident, quoique assez rare relativement, a été signalé il y a longtemps. Dans leurs traités d'obstétricité, MM. Velpeau et Jacquemier disent, d'une manière très-explicite [1], qu'il peut survenir, dans ces cas, une inflammation modérée, à la suite de laquelle de fausses membranes, des adhérences forment une nouvelle poche qui isole le fœtus et le sang épanché. Est-ce une raison pour les décrire simultanément et les confondre avec les tumeurs qui nous occupent? Je ne le pense pas, car c'est là une des terminaisons des grossesses extra-utérines. Si, toutefois, se fondant sur les difficultés du diagnostic clinique, on voulait les y

[1] Jacquemier ; 1846, tom. I, pag. 382.

rattacher, on pourrait créer un sous-genre, que l'on désignerait sous le nom de *pseudo-hématocèle*, et réserver le nom *d'hématocèle* aux tumeurs sanguines développées en dehors de la conception. L'apoplexie des ovaires, l'hémorrhagie des trompes, la rupture du plexus utéro–ovarien resteraient les seules sources de ces dernières.

FIN.

ERRATA.

Pag. 19, lig. 7, au lieu de : *sait*, lisez : *faisait*.

40, lig. 14, au lieu de : *ils disparaissent*, lisez : *et disparaissant*.

55, lig. 7, au lieu de : *sert*, lisez : *s'est*.

82, lig. 17, au lieu de : l'*utérus*, lisez : *uretère*.

101, lig. 17, au lieu de : *obstétricité*, lisez : *obstétrique*.

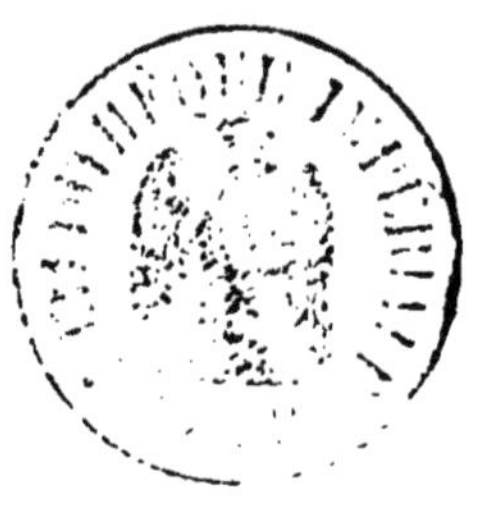

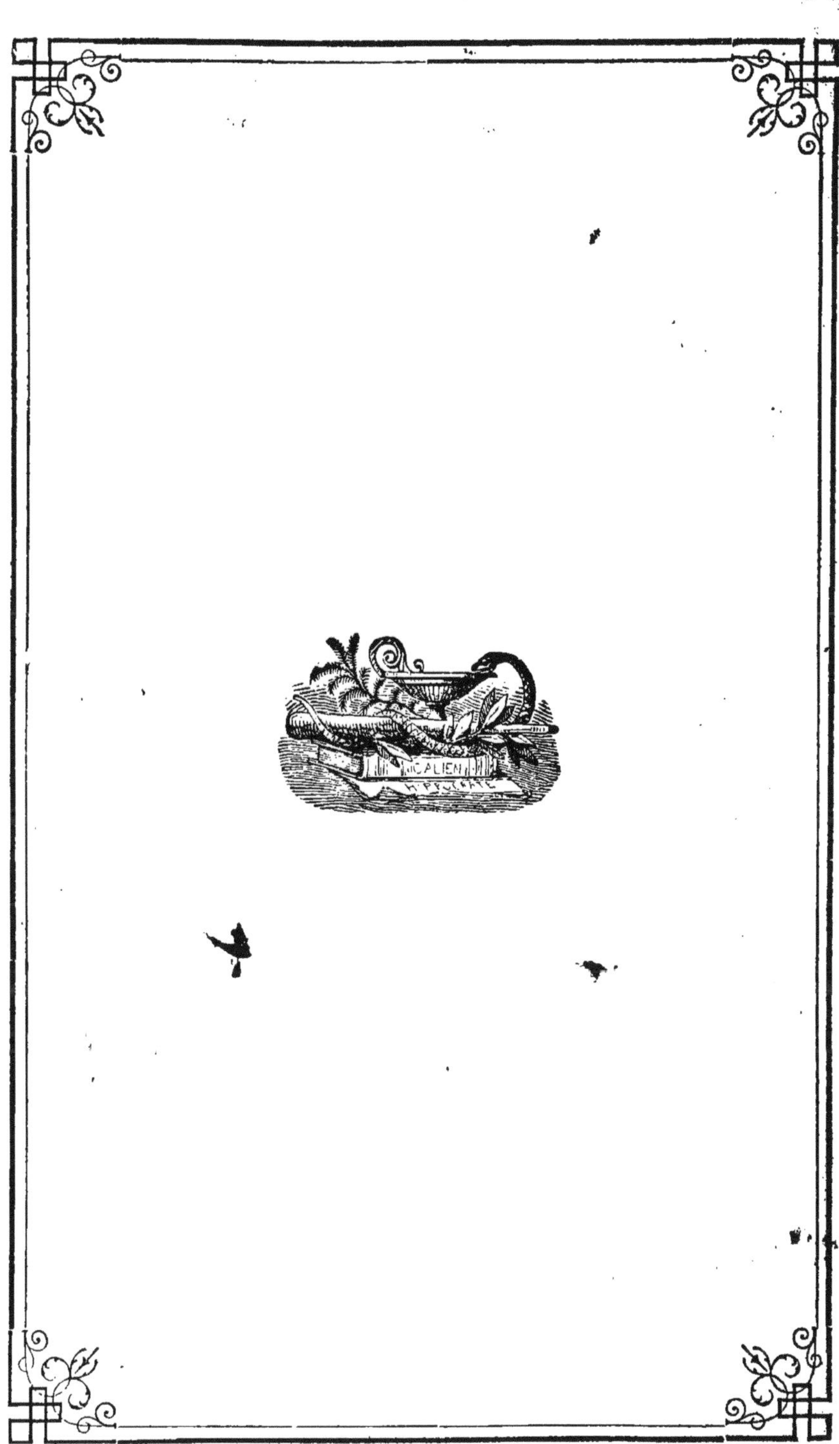
GALIEN

www.ingramcontent.com/pod-product-compliance
Ingram Content Group UK Ltd.
Pitfield, Milton Keynes, MK11 3LW, UK
UKHW021108260726
13994UKWH00002B/773